# Enfermería

# en

# Reumatología

# La guía completa

*ALEXANDRE CAREWELL*

# Índice

**Capítulo 1: Introducción a la** 13

   Definición y breve historia de la 14
reumatología

   La importancia del papel de la 15
enfermera reumatológica

   Mitos y realidades: desmitificar la 17
práctica

**Capítulo 2: Anatomía y fisiología** 19
**musculoesquelética**

   Huesos y articulaciones: una 20
introducción

   Músculos, tendones y ligamentos 21

   Las patologías más comunes en 23
reumatología

**Capítulo 3: Las funciones específicas de** 27
**la enfermera reumatológica**

   Comunicación y educación de los 28
pacientes

   Administración y seguimiento del 30
tratamiento

   Técnicas de cuidados específicos en 32
reumatología

Colaboración interprofesional 33

**Capítulo 4: Tratamiento de las enfermedades reumáticas comunes** 37

Artritis reumatoide: cuidados y tratamiento 38

Espondilitis anquilosante 40

Osteoartritis 41

Lupus eritematoso sistémico 43

Gota y otras artropatías microcristalinas 45

**Capítulo 5: Gestión del dolor y el bienestar** 49

Evaluación del dolor: herramientas y técnicas 50

Técnicas farmacológicas y no farmacológicas 52

El papel de la enfermera en la rehabilitación 54

La importancia del equilibrio entre trabajo y vida privada 56

**Capítulo 6: Retos éticos y profesionales** 59

Consentimiento informado y autonomía del paciente 60

Confidencialidad y gestión de la información sensible 62

Trabajo en equipo: colaboración, comunicación y conflicto 64

**Capítulo 7: Técnicas de diagnóstico en reumatología**     67

    Historia clínica y exploración física     68

    Imagen médica: rayos X, resonancia magnética y ultrasonidos     70

    Análisis de laboratorio pertinentes     72

**Capítulo 8: Terapias complementarias y alternativas**     75

    Fisioterapia y fisioterapia     76

    Enfoques naturales: acupuntura, osteopatía y otros     78

    La importancia del trabajo interdisciplinario     80

**Capítulo 9: La psicología del paciente reumatológico**     83

    Comprender el impacto emocional de las enfermedades reumáticas     84

    Técnicas de escucha y apoyo emocional     86

    Gestión de la depresión y la ansiedad asociadas a enfermedades crónicas     88

**Capítulo 10: Procedimientos quirúrgicos en reumatología**     91

    ¿Cuándo es necesaria la cirugía?     92

    Tipos de cirugía e indicaciones     94

    El papel de la enfermera antes, durante y después de la cirugía     96

**Capítulo 11: El papel de la nutrición y el estilo de vida**    99

    Dieta antiinflamatoria    100

    La importancia de unejercicio físico adecuado    102

    Hábitos de vida y su impacto en las enfermedades reumáticas    104

**Capítulo 12: Gestión de emergencias**    107

    Identificación de situaciones de emergencia en reumatología    108

    Primeros auxilios e intervención rápida    109

    Comunicarse con el equipo médico en caso de emergencia    111

**Capítulo 13: Prevención en reumatología**    115

    Sensibilización y educación para la prevención    116

    Programas de prevención para grupos de riesgo    118

    Vacunas y profilaxis específicas para reumatología    119

**Capítulo 14: Educación y formación en reumatología**    123

    Papel de la enfermera formadora    124

    Métodos y herramientas de enseñanza específicos para la reumatología    126

    Retroalimentación y buenas prácticas en la formación    128

**Capítulo 15: Gestión del final de la vida y cuidados paliativos**    131

    Comprender la fase terminal de las enfermedades reumáticas    132

    Comunicación con pacientes y familiares    134

    Apoyo emocional y físico durante la fase final de la vida    136

**Capítulo 16: Reflexiones y perspectivas de futuro**    139

    Los grandes retos futuros de la reumatología    140

    El papel de la enfermera en un sistema sanitario cambiante    142

    Importancia de la innovación y la adaptabilidad    144

**Capítulo 17: La enfermera y los retos pediátricos en reumatología**    147

    Características específicas de las enfermedades reumáticas en los niños    148

    Comunicación y enfoques específicos de la pediatría    150

    Apoyo familiar e integración escolar    151

**Capítulo 18: Enfermedades raras y poco conocidas en reumatología**    155

    Reconocer los síntomas atípicos    156

    La importancia de la investigación y los estudios de casos    157

Acompañamiento y apoyo a pacientes con enfermedades raras      159

**Capítulo 19: Terapias innovadoras en reumatología**      163

Avances farmacológicos y biotecnológicos      164

Integración de la medicina alternativa y complementaria      165

Participación en ensayos clínicos: papel y responsabilidades      167

**Capítulo 20: Gestión de las comorbilidades**      171

Identificación y seguimiento de las comorbilidades comunes      172

El enfoque holístico de la enfermera: más allá de la reumatología      174

Colaboración interdisciplinar para una atención integral      176

**Capítulo 21: Redes asistenciales y vías de atención sanitaria**      179

Navegar por el sistema sanitario      180

El papel central de la enfermera en la coordinación de los cuidados      181

Colaboración con centros de rehabilitación, centros especializados y otros      183

**Capítulo 22: Perspectivas internacionales**      185

Práctica enfermera en reumatología en el mundo ... 186

Intercambios y formación en el extranjero ... 187

Colaboración internacional e iniciativas sanitarias globales ... 189

**Capítulo 23: Prepararse para el futuro: tendencias e innovaciones** ... 193

Nuevas tecnologías en reumatología ... 194

Investigación y evolución de los cuidados ... 195

Formación continua: la importancia de la formación de posgrado ... 197

**Capítulo 24: Conclusión** ... 201

Reflexión sobre la carrera de la enfermera reumatóloga ... 202

Ánimo y perspectivas para las enfermeras principiantes ... 203

Glosario de términos médicos ... 206

Otras lecturas y recursos ... 209

Herramientas de evaluación y rejillas de observación ... 213

« *El departamento de reumatología: el cuidado de la arquitectura del cuerpo humano.* »

# Capítulo 1

# INTRODUCCIÓN A LA REUMATOLOGÍA

# Definición y breve historia reumatología

La reumatología es esencialmente el estudio del dolor y las enfermedades que afectan al sistema musculoesquelético. Esto incluye articulaciones, ligamentos, huesos, músculos y tendones. Pero para comprender realmente la profundidad de esta especialidad, necesitamos viajar atrás en el tiempo para explorar sus orígenes y evolución.

La historia de la reumatología hunde sus raíces en la antigüedad. Los primeros vestigios de interés por las enfermedades articulares se remontan a las antiguas civilizaciones de Egipto, Grecia y Roma. Los textos médicos egipcios, como el papiro de Ebers que data del año 1500 a.C., ya contienen descripciones del dolor articular y recetas de remedios para tratarlo. Hipócrates, a menudo considerado el padre de la medicina, escribió sobre las enfermedades articulares e incluso mencionó técnicas de examen y tratamiento que, aunque primitivas, muestran una temprana comprensión de la biomecánica.

Con el auge de la Edad Media y el Renacimiento, la medicina experimentó profundos cambios. Las enfermedades articulares, en particular la gota, estaban bien documentadas, lo que reflejaba la creciente preocupación de la sociedad por las afecciones reumáticas. Las representaciones artísticas de la época también muestran a personas que sufren deformidades articulares, lo que sugiere casos de artritis reumatoide.

Sin embargo, la aparición de la reumatología como especialidad médica diferenciada cristalizó durante los siglos XIX y XX. Los avances tecnológicos, sobre todo en el campo de la radiografía, ofrecieron a los médicos un medio para examinar con detalle el interior de las articulaciones humanas, revolucionando el diagnóstico y la comprensión de las enfermedades reumáticas. Al mismo tiempo, la investigación médica identificó gradualmente los procesos inflamatorios subyacentes a muchas afecciones reumáticas, allanando el camino para tratamientos más específicos y eficaces.

Hoy en día, la reumatología es una especialidad médica sofisticada, dotada de herramientas diagnósticas y terapéuticas avanzadas. Aborda un impresionante abanico de enfermedades, desde formas comunes de artrosis hasta complejas enfermedades autoinmunes como el lupus eritematoso sistémico. Detrás de cada innovación, de cada tratamiento, se esconde el eco de miles de años de historia, curiosidad y determinación por aliviar el sufrimiento humano.

# La importancia del papel de la enfermera en reumatología

Las enfermeras, una figura central en el mundo de la medicina, tienen una especial importancia en la reumatología. Su posición única, en la encrucijada entre la práctica clínica, la educación de los pacientes y la investigación, las convierte en un eslabón esencial en el tratamiento de las enfermedades musculoesqueléticas.

Las afecciones reumatológicas, a menudo crónicas, pueden tener un gran impacto en la calidad de vida de los pacientes. A veces van acompañadas de dolor persistente, movilidad reducida e incluso una discapacidad importante. En este contexto, las enfermeras no sólo administran cuidados, también se convierten en apoyo emocional, educadoras y a veces incluso confidentes de los pacientes. Son la primera línea de escucha y empatía ante la angustia que sienten los afectados.

La educación es otra parte importante del papel de la enfermera reumatológica. Educan a los pacientes sobre la naturaleza de su enfermedad, los tratamientos disponibles y las mejores formas de controlar sus síntomas en el día a día. Esta educación es de vital importancia, ya que permite a los pacientes comprender mejor su enfermedad, cumplir su tratamiento y mejorar así su pronóstico a largo plazo. Los consejos que se dan pueden ir desde el simple control del dolor hasta recomendaciones sobre ejercicios físicos adecuados o técnicas de relajación.

Además, la complejidad de los tratamientos reumatológicos, ya sean fármacos orales, inyecciones u otras formas de terapia, exige una mayor vigilancia. Las enfermeras garantizan que los tratamientos se lleven a cabo correctamente, que sean bien tolerados y a menudo son las primeras en detectar cualquier efecto secundario o complicación.

Además de proporcionar cuidados y educación, las enfermeras de reumatología también participan en la investigación clínica. La innovación terapéutica es constante en este campo, por lo que desempeñan un papel activo en la evaluación de nuevos enfoques, colaborando estrechamente con equipos multidisciplinares.

La enfermera reumatológica es mucho más que una simple proveedora de cuidados. Son un pilar central en el itinerario asistencial del paciente, un aliado en la lucha contra la enfermedad y un actor clave en los avances médicos en este campo. Su capacidad para combinar habilidades técnicas, capacidad de escucha y experiencia las convierte en un activo inestimable en la gestión integral y humana de las enfermedades reumatológicas.

# Mitos y realidades : desmitificar la práctica

La reumatología, como muchos campos de la medicina, está rodeada de mitos y malentendidos que pueden empañar la verdadera comprensión de la especialidad y sus implicaciones. Desacreditar estos mitos es crucial, ya que no sólo ayuda a informar correctamente a los pacientes, sino también a orientarles hacia las mejores opciones de tratamiento. He aquí algunos mitos comunes y las realidades que los contradicen.

**Mito 1:** La reumatología es sólo para las personas mayores.
**Realidad:** Las enfermedades reumáticas pueden afectar a cualquier persona, independientemente de su edad. Aunque algunas afecciones, como la artrosis, son más frecuentes en personas mayores, otras, como la artritis reumatoide o el lupus, pueden aparecer en cualquier etapa de la vida, incluso en niños.

**Mito 2:** El dolor articular es una consecuencia normal del envejecimiento.
**Realidad:** Aunque los dolores leves y la rigidez pueden aparecer con la edad, el dolor intenso o persistente nunca es "normal". Puede ser un signo de una afección subyacente que requiere una evaluación y un tratamiento adecuados.

**Mito 3:** Los medicamentos para las afecciones reumatológicas son más peligrosos que las propias afecciones.
**Realidad:** Aunque algunos medicamentos tienen efectos secundarios, por lo general se prescriben tras una cuidadosa evaluación de la relación beneficio/riesgo. Además, se ha avanzado mucho en el desarrollo de

fármacos específicos y eficaces con perfiles de seguridad mejorados.

**Mito 4:** El ejercicio empeora las afecciones reumáticas.

**Realidad:** Aunque es esencial evitar actividades que ejerzan una presión excesiva sobre las articulaciones afectadas, el ejercicio adecuado puede en realidad mejorar la movilidad, fortalecer los músculos y reducir el dolor. Un fisioterapeuta o experto en rehabilitación puede guiar a los pacientes a través de los ejercicios adecuados.

**Mito 5: Las** dietas pueden 'curar' las enfermedades reumáticas.

**Realidad:** Aunque una dieta equilibrada puede ayudar a controlar los síntomas y favorecer la salud general, ninguna dieta puede 'curar' las enfermedades reumáticas. Es esencial desconfiar de las afirmaciones sin fundamento y consultar siempre a un profesional sanitario antes de hacer cambios importantes en su dieta.

Al disipar estos y otros mitos, podemos informar mejor a los pacientes y al público en general. La reumatología es una especialidad compleja, pero con una comunicación clara y una educación adecuada, podemos garantizar que todo el mundo comprenda la verdad que hay detrás de las ideas recibidas y tome decisiones informadas sobre su salud.

# Capítulo 2

# ANATOMÍA
# Y
# FISIOLOGÍA
# MUSCULOESQUELÉTICA

# Huesos y articulaciones: una introducción

Cuando pensamos en el cuerpo humano, la imagen que a menudo nos viene a la mente es la de nuestra piel, músculos y órganos. Sin embargo, ocultas bajo estas capas se encuentran las estructuras fundamentales que sostienen, protegen y permiten nuestros movimientos diarios: nuestros huesos y articulaciones.

**Los huesos: la columna vertebral del cuerpo**
Los huesos son estructuras rígidas pero vivas que constituyen el esqueleto, el armazón de nuestro cuerpo. Su composición es principalmente mineral, lo que les confiere su solidez, pero también están irrigados por vasos sanguíneos y se renuevan constantemente. Tenemos un total de 206 huesos, desde el diminuto huesecillo del oído interno hasta el fémur, el hueso más largo del muslo.

Los huesos desempeñan varias funciones esenciales:
   **Soporte:** Proporcionan soporte al cuerpo, ayudando a mantener nuestra forma y postura.
   **Protección:** Envuelven y protegen nuestros órganos vitales. Por ejemplo, el cráneo protege el cerebro, mientras que la caja torácica protege el corazón y los pulmones.
   **Movimiento:** En asociación con los músculos, los huesos permiten una gran variedad de movimientos.
   **Almacenamiento:** Almacenan minerales esenciales como el calcio y el fósforo.
   **Formación de células sanguíneas:** La médula ósea es el lugar de nacimiento de nuevas células sanguíneas.

**Articulaciones: la encrucijada del movimiento**
Donde se unen dos huesos, encontramos una articulación. Gracias a estas estructuras podemos movernos, girar,

doblarnos, estirarnos o pivotar. Las articulaciones están rodeadas y protegidas por una cápsula sinovial y a menudo están reforzadas por ligamentos. El interior de la articulación está revestido de un cartílago liso que permite que los huesos se deslicen unos sobre otros con la mínima fricción.

Existen diferentes tipos de articulaciones, en función de su movilidad:

**Fibroso:** Inmóvil, como las suturas del cráneo.

**Cartilaginosos:** Ligeramente móviles, como los discos entre las vértebras.

**Sinoviales:** libres de movimiento y las más comunes, como las articulaciones de la rodilla o del hombro.

A lo largo de la vida, los huesos y las articulaciones pueden sufrir diversas enfermedades, lesiones y afecciones. La artritis, la osteoporosis y las fracturas son sólo algunos ejemplos de los retos a los que pueden enfrentarse estas estructuras. Por ello, mantenerlas, protegerlas y comprenderlas es fundamental para llevar una vida sana y activa. Al comprender mejor los huesos y las articulaciones, podemos apreciar mejor el genio arquitectónico y la complejidad del cuerpo humano.

# Músculos, tendones y ligamentos

Cada movimiento que realizamos, ya sea agarrar un objeto, correr o simplemente respirar, es el resultado de una compleja interacción entre músculos, tendones y ligamentos. Estas estructuras, aunque tienen funciones y características distintas, trabajan en sinergia para garantizar la movilidad y estabilidad de nuestro cuerpo.

## Músculos: los motores del movimiento

Los músculos son tejidos blandos especializados que se contraen para producir movimiento. Están formados por fibras musculares, que pueden controlarse de forma voluntaria o involuntaria. Existen tres tipos principales de músculos:

**Músculos esqueléticos:** Voluntarios y estriados, son responsables de la mayoría de los movimientos corporales que realizamos, como caminar o levantar un objeto.

**Músculos lisos:** Involuntarios y no estriados, se encuentran en órganos internos como el estómago, los intestinos y los vasos sanguíneos.

**Músculos cardíacos:** Involuntarios y estriados, componen el corazón y le permiten contraerse rítmicamente.

## Tendones: conexiones musculoesqueléticas

Los tendones son bandas o cordones de tejido conjuntivo resistente que unen los músculos a los huesos. Están compuestos principalmente de colágeno, lo que los hace a la vez fuertes y flexibles. Los tendones transmiten la fuerza generada por la contracción muscular, permitiendo que los huesos se muevan.

## Ligamentos: estabilizadores de las articulaciones

A diferencia de los tendones, los ligamentos unen los huesos en las articulaciones. Estas estructuras elásticas, que también son ricas en colágeno, proporcionan estabilidad y fuerza a las articulaciones, al tiempo que permiten cierto grado de flexibilidad. Desempeñan un papel esencial en la prevención de movimientos excesivos que podrían dañar la articulación.

Los músculos, tendones y ligamentos son susceptibles de sufrir lesiones y enfermedades. Los desgarros musculares, las tendinitis o los esguinces de ligamentos son frecuentes, sobre todo entre los deportistas o las personas que realizan un esfuerzo físico intenso. La rehabilitación suele requerir un enfoque combinado, que incluye reposo, fisioterapia y, a veces, cirugía.

Es fascinante ver hasta qué punto estas estructuras separadas pero interdependientes trabajan juntas de forma armoniosa para permitirnos movernos. Cada paso que damos, cada objeto que levantamos, cada movimiento, por trivial que sea, es el resultado de esta sinfonía corporal orquestada por músculos, tendones y ligamentos. Respetar y cuidar estos elementos es esencial si queremos mantener una movilidad óptima a lo largo de nuestra vida.

# Las patologías más comunes en reumatología

La reumatología es una especialidad médica que se centra en el diagnóstico y el tratamiento de enfermedades y trastornos de los huesos, las articulaciones, los músculos, los tendones y los ligamentos. Estas enfermedades, a menudo crónicas, pueden causar dolor, rigidez y limitación del movimiento. He aquí un resumen de las afecciones más frecuentes en reumatología.

### 1. La artrosis
La artrosis es una enfermedad articular degenerativa que resulta del desgaste progresivo del cartílago. Puede afectar a cualquier articulación, pero lo más habitual es que afecte a las rodillas, las caderas, la columna vertebral y las manos. Los síntomas incluyen dolor, rigidez y movilidad reducida.

### 2. Artritis reumatoide (AR)
La AR es una enfermedad inflamatoria autoinmune que ataca principalmente a las articulaciones, provocando su inflamación. Las articulaciones de las manos y los pies

suelen ser las más afectadas. La AR también puede afectar a otros órganos, como los pulmones o los ojos.

### 3. Espondilitis anquilosante

Se trata de una forma de artritis inflamatoria que afecta principalmente a la columna vertebral. Puede provocar la fusión de ciertas vértebras, reduciendo la movilidad de la columna.

### 4. Lupus eritematoso sistémico

El lupus es una enfermedad autoinmune que puede afectar a muchos órganos, incluidas las articulaciones. Los síntomas van desde erupciones cutáneas hasta dolor articular.

### 5. Osteoporosis

La osteoporosis es una enfermedad caracterizada por una reducción de la densidad ósea, lo que hace que los huesos sean más frágiles y más propensos a fracturarse con facilidad.

### 6. Gota

Esta afección está causada por la acumulación de cristales de urato de sodio en las articulaciones, normalmente debido a niveles elevados de ácido úrico en la sangre. Provoca episodios repentinos e intensos de dolor, normalmente en el dedo gordo del pie.

### 7. Tendinitis y bursitis

La tendinitis es la inflamación de los tendones, mientras que la bursitis es la inflamación de las bursas, los pequeños sacos llenos de líquido que reducen la fricción entre los tendones y los huesos.

### 8. Fibromialgia

Se trata de un síndrome caracterizado por dolores musculares difusos, puntos sensibles específicos y una fatiga a menudo persistente.

### 9. Síndrome del túnel carpiano

Causado por la compresión del nervio mediano en la muñeca, provoca dolor, entumecimiento y debilidad en la mano y los dedos.

## 10. Enfermedad ósea de Paget

Se trata de un trastorno de la remodelación ósea que da lugar a huesos deformados y frágiles.

El tratamiento de estas afecciones suele requerir un enfoque multidisciplinar, que combina medicación, fisioterapia, educación del paciente y, en algunos casos, cirugía. El objetivo es siempre reducir el dolor, mejorar la función y ralentizar o detener la progresión de la enfermedad. Los avances en reumatología han permitido mejorar considerablemente la calidad de vida de los pacientes que padecen estas afecciones.

# Capítulo 3

# FUNCIONES ESPECÍFICAS DE LA ENFERMERA REUMATOLÓGICA

# Comunicación con el paciente y educación

La comunicación con los pacientes es una parte esencial de la práctica médica, sobre todo en reumatología, donde muchas afecciones son crónicas y requieren un tratamiento a largo plazo. No se trata sólo de transmitir información, sino también de establecer una relación de confianza, apoyar a los pacientes y fomentar su autonomía.

### La importancia de escuchar

Ante todo, es crucial escuchar al paciente. Esto nos permite comprender no sólo sus síntomas físicos, sino también sus preocupaciones, expectativas y necesidades. La escucha activa y empática crea un espacio seguro para los pacientes, en el que se sienten valorados y comprendidos.

### Comunicar información clara

Cuando se enfrentan a un diagnóstico o a un tratamiento, los pacientes pueden sentirse abrumados o confusos. Por eso es esencial proporcionar información precisa, comprensible y adaptada a cada paciente. Los diagramas, folletos o vídeos pueden ser herramientas inestimables para facilitar la comprensión.

### Educación terapéutica

El objetivo de la educación terapéutica es ayudar a los pacientes a adquirir o mantener las habilidades que necesitan para gestionar la vida con una enfermedad crónica de la forma más eficaz posible. En reumatología, esto puede incluir :

Información sobre la enfermedad y su progresión.
Asesoramiento sobre medicamentos, sus efectos secundarios y su administración.
Técnicas para controlar el dolor y la rigidez.

Ejercicios físicos específicos o recomendaciones para la actividad física.

Estrategias para gestionar el estrés y la ansiedad asociados a la enfermedad.

## Fomentar la autogestión

El objetivo de la comunicación y la educación es animar a los pacientes a convertirse en protagonistas activos de su propia salud. Al proporcionarles las herramientas y los conocimientos necesarios, les ayudamos a tomar decisiones con conocimiento de causa, cumplir con su tratamiento y adoptar comportamientos beneficiosos para la salud.

## Tener en cuenta las necesidades emocionales

Las enfermedades reumatológicas, debido a su naturaleza a menudo crónica, pueden tener un impacto emocional significativo. Por lo tanto, es crucial reconocer y abordar estos aspectos durante las consultas. Ofrecer apoyo psicológico o remitir a los pacientes a grupos de apoyo puede resultar beneficioso.

## Trabajar con otros profesionales

La atención reumatológica suele ser multidisciplinar. Trabajar en colaboración con otros profesionales sanitarios (fisioterapeutas, psicólogos, terapeutas ocupacionales) puede mejorar la comunicación y la educación del paciente.

En conclusión, una comunicación eficaz y una educación terapéutica de alta calidad constituyen el núcleo de la atención reumatológica. Refuerzan el vínculo entre paciente y cuidador, mejoran la adherencia al tratamiento y repercuten positivamente en la calidad de vida del paciente. Se trata de un enfoque holístico que tiene en cuenta no sólo los síntomas físicos, sino también las necesidades emocionales, psicológicas y sociales del paciente.

# Administración y seguimiento del tratamiento

La administración y el seguimiento de los tratamientos son pasos cruciales en la gestión de los pacientes reumatológicos. Dado que la mayoría de las enfermedades reumatológicas son crónicas, garantizar una administración adecuada y un seguimiento riguroso es esencial para optimizar la eficacia del tratamiento y minimizar el riesgo de efectos secundarios.

### 1. Entender el tratamiento

Antes de administrar un tratamiento, es esencial comprender su mecanismo de acción, sus indicaciones y contraindicaciones y sus posibles efectos secundarios. Esto es especialmente cierto en reumatología, donde los tratamientos pueden ir desde simples antiinflamatorios hasta inmunosupresores o bioterapias.

### 2. Educación del paciente

El primer paso hacia una administración eficaz es educar a los pacientes sobre su tratamiento:

- ¿Cómo y cuándo tomar el medicamento?
- ¿Cuáles son los efectos esperados?
- ¿Cuáles son los posibles efectos secundarios?
- ¿Cómo debe almacenarse el medicamento?

### 3. Adherencia al tratamiento

Uno de los principales obstáculos para un tratamiento eficaz es la falta de adherencia. Un seguimiento regular, escuchar las preocupaciones de los pacientes y ajustar el tratamiento si es necesario puede mejorar la adherencia.

### 4. Control de los efectos secundarios

Los tratamientos reumatológicos pueden tener efectos secundarios, de leves a graves. Un seguimiento regular permite detectarlos a tiempo y ajustar el tratamiento en consecuencia.

### 5. Interacciones medicamentosas

Los pacientes reumatológicos suelen tomar varios

medicamentos. La supervisión cuidadosa de las interacciones entre fármacos es crucial para prevenir efectos adversos.

## 6. Exámenes de seguimiento

Algunos tratamientos requieren pruebas periódicas para controlar su impacto en el organismo. Por ejemplo, análisis de sangre regulares para controlar la función hepática o renal, o radiografías para evaluar la progresión de una patología.

## 7. Ajustes del tratamiento

Dependiendo de la respuesta del paciente o de la aparición de efectos secundarios, puede ser necesario ajustar el tratamiento. Esto puede incluir la modificación de la dosis, la adición de un fármaco adicional o el cambio de medicamento.

## 8. Apoyo emocional y psicológico

El tratamiento de una enfermedad crónica puede ser emocionalmente difícil para el paciente. Proporcionar apoyo emocional y, si es necesario, derivar al paciente a un apoyo psicológico puede ser una parte esencial del seguimiento.

## 9. Trabajo en equipo

La administración y el seguimiento de los tratamientos reumatológicos suelen beneficiarse de un enfoque de equipo. La colaboración con farmacéuticos, enfermeras especializadas, fisioterapeutas, terapeutas ocupacionales y otros profesionales puede enriquecer el seguimiento y mejorar los resultados de los pacientes.

En resumen, administrar y supervisar el tratamiento en reumatología es algo más que recetar medicamentos. Es un proceso dinámico que requiere una comunicación continua con el paciente, un seguimiento cuidadoso y un enfoque centrado en el bienestar general del paciente.

# Técnicas de cuidados específicos en reumatología

Como especialidad médica, la reumatología tiene su propio conjunto de técnicas para diagnosticar, tratar y gestionar los trastornos musculoesqueléticos. Estas técnicas, adaptadas a las características específicas de cada patología, son esenciales para la práctica clínica y para el bienestar de los pacientes.

1. Técnicas de diagnóstico
  - **Radiología convencional**: suele ser la primera línea de investigación para visualizar las articulaciones y los huesos. Puede identificar signos de artrosis, fracturas u otras anomalías.
  - **Resonancia magnética (RM)**: Proporciona una imagen detallada de los tejidos blandos, como cartílagos, tendones y ligamentos, lo que permite diagnosticar lesiones o inflamaciones.
  - **Ecografía musculoesquelética**: Utiliza los ultrasonidos para visualizar las estructuras articulares y resulta especialmente útil para guiar intervenciones como las infiltraciones.
  - **Análisis del líquido sinovial**: Al extraer líquido de una articulación inflamada, se pueden analizar sus componentes para ayudar a diagnosticar enfermedades como la gota o una infección.
2. Técnicas de tratamiento
  - **Infiltración**: La administración directa de corticosteroides u otros fármacos en una articulación para reducir la inflamación y el dolor. Suele utilizarse en los ataques agudos de artritis.
  - **Sinovectomía:** Procedimiento quirúrgico en el que se extirpa el revestimiento inflamatorio de una articulación para reducir el dolor y mejorar la función.

**Ondas de choque**: Técnica no invasiva que utiliza ondas acústicas para tratar el dolor, sobre todo en afecciones como la tendinopatía.

3. Técnicas de rehabilitación y fisioterapia

**Movilización articular**: Movimientos suaves para mejorar la movilidad y reducir la rigidez articular.

**Fortalecimiento muscular**: Ejercicios específicos para fortalecer los músculos que rodean una articulación, estabilizarla y reducir el dolor.

**Terapia manual**: Técnicas manuales para mejorar la movilidad y la función de una articulación.

**Electroterapia**: Uso de corrientes eléctricas para estimular los músculos o reducir el dolor.

**Hidroterapia**: Ejercicios en el agua para movilizar las articulaciones con menos dolor gracias a la flotabilidad.

4. Técnicas de educación y prevención

**Talleres educativos**: Sesiones en las que los pacientes aprenden sobre su enfermedad, cómo controlar sus síntomas y cómo mejorar su calidad de vida.

**Ortesis y ayudas**: El uso de dispositivos para apoyar una articulación, reducir el dolor o mejorar la función.

En reumatología, la atención no se limita al diagnóstico o al tratamiento de los síntomas. Se trata de un enfoque holístico que pretende mejorar la calidad de vida del paciente, devolverle la movilidad y reducir el dolor. Las técnicas utilizadas se adaptan a la patología, las necesidades y los objetivos de cada paciente.

# Colaboración interprofesional

El tratamiento de las afecciones reumatológicas requiere a menudo un enfoque interdisciplinar, que recurra a distintas competencias profesionales para proporcionar una atención integral al paciente. Esta colaboración interprofesional es crucial para maximizar la eficacia del tratamiento y garantizar una calidad de vida óptima al paciente.

1. Los actores de la colaboración

**Reumatólogos:** Médicos especialistas que diagnostican, tratan y controlan a los pacientes que padecen enfermedades reumatológicas.

**Enfermeras de reumatología**: Proporcionan cuidados directos, educan a los pacientes, administran tratamientos y actúan como enlace entre el paciente y el equipo sanitario.

**Fisioterapeutas**: Intervienen para mejorar la movilidad, la fuerza y la resistencia mediante ejercicios adaptados y técnicas manuales.

**Terapeutas ocupacionales**: Ayudan a los pacientes a adaptar su entorno, a aprender técnicas para minimizar el dolor y a utilizar ayudas para realizar las actividades cotidianas.

**Farmacéuticos**: Asesoran sobre la administración de medicamentos, controlan las interacciones entre fármacos y responden a las preocupaciones de los pacientes sobre su tratamiento.

**Psicólogos/psiquiatras**: Ofrecen apoyo para los aspectos emocionales y mentales de las enfermedades crónicas, ayudando a los pacientes a controlar el estrés, la ansiedad o la depresión.

**Dietistas**: Aconsejan a los pacientes sobre la nutrición adecuada para controlar su enfermedad y favorecer una buena salud general.

2. Ventajas de la colaboración interprofesional

**Atención holística**: Cada profesional aporta una experiencia específica, ofreciendo un enfoque holístico de la atención al paciente.

- **Comunicación fluida** : Los miembros del equipo se comunican regularmente para compartir información, observaciones y recomendaciones sobre el paciente.
- **Optimización de los recursos**: al trabajar juntos, el equipo puede evitar duplicidades y hacer un uso eficiente de los recursos disponibles.
- **Mayor apoyo al paciente**: El paciente tiene acceso a una red de apoyo ampliada, lo que puede mejorar la adherencia al tratamiento y la satisfacción del paciente.

3. Retos de la colaboración interprofesional

- **Coordinación**: Garantizar una comunicación regular y eficaz entre todos los miembros puede ser un reto, sobre todo cuando el equipo está disperso.
- **Diferentes perspectivas**: Cada profesión tiene su propia perspectiva y su propio conjunto de prioridades, lo que a veces puede dar lugar a disputas o malentendidos.
- **Limitaciones de recursos**: Los recursos, como el tiempo o la financiación, pueden ser limitados, lo que puede dificultar la colaboración.

La colaboración interprofesional en reumatología es una parte esencial de la prestación de una atención integral y adecuada a los pacientes. Requiere coordinación, comunicación y respeto mutuo entre los distintos profesionales para que sea eficaz y tenga éxito.

# Capítulo 4

# GESTIÓN
# DE
# ENFERMEDADES
# REUMÁTICAS
# COMUNES

# Artritis reumatoide : cuidados e intervenciones

La artritis reumatoide (AR) es una enfermedad autoinmune crónica que afecta principalmente a las articulaciones, provocando inflamación, dolor y, en última instancia, deformidad. Su manejo requiere la colaboración entre distintos profesionales para ofrecer un tratamiento integral dirigido a reducir los síntomas, ralentizar la progresión de la enfermedad y mejorar la calidad de vida.

1. Evaluación inicial

**Historia y examen clínico**: Recogida de síntomas, antecedentes médicos y familiares, y evaluación de la movilidad y el dolor.

**Análisis de sangre**: Para detectar marcadores de inflamación y anticuerpos específicos de la AR.

**Diagnóstico por imagen**: radiografías, resonancias magnéticas o ecografías para evaluar el alcance del daño articular y la progresión de la enfermedad.

2. Tratamiento farmacológico

**Antiinflamatorios no esteroideos (AINE):** Para reducir el dolor y la inflamación.

**Corticosteroides**: Se utilizan temporalmente para controlar los brotes inflamatorios.

**Fármacos antirreumáticos modificadores de la enfermedad (FAME)**: Al igual que el metotrexato, son el pilar del tratamiento de la AR, ya que actúan para ralentizar la progresión de la enfermedad.

**Bioterapias**: Medicamentos que se dirigen específicamente a determinadas moléculas implicadas en la inflamación, como los anti-TNF.

3. Intervenciones no farmacológicas

**Fisioterapia**: Ejercicios adaptados para mantener o mejorar la movilidad, fortalecer los músculos y reducir el dolor.

**Terapia ocupacional**: Consejos y adaptaciones para proteger las articulaciones durante las actividades cotidianas, así como el uso de órtesis para sujetar las articulaciones.

**Educación terapéutica**: Informar a los pacientes sobre su enfermedad, los tratamientos y la mejor manera de manejar los síntomas en el día a día.

**Psicoterapia**: Proporcionar apoyo para controlar el estrés, la ansiedad, la depresión u otros retos emocionales asociados a la enfermedad.

## 4. Cirugía

Para pacientes con daños graves en las articulaciones:

**Sinovectomía**: extirpación del revestimiento inflamatorio de la articulación.

**Artroplastia**: Sustitución de una articulación dañada por una prótesis.

**Osteotomía**: realineación de los huesos para reducir el dolor y mejorar la función.

## 5. Atención integral

**Nutrición**: Consejos dietéticos para mantener un peso saludable y favorecer la salud en general.

**Dejar de fumar**: Fumar puede empeorar la AR, por lo que es aconsejable dejarlo.

**Control del dolor**: Las técnicas de relajación, la acupuntura y otras terapias complementarias pueden ayudar a controlar el dolor.

El tratamiento de la artritis reumatoide es un proceso continuo y multidimensional que requiere un enfoque individualizado. Con una intervención precoz, una estrecha colaboración entre los distintos profesionales y la implicación activa del paciente, es posible gestionar esta enfermedad con eficacia y ofrecer a los pacientes una mejor calidad de vida.

# Espondilitis anquilosante

La espondilitis anquilosante (EA) es una enfermedad reumática inflamatoria que afecta principalmente a la columna vertebral y la pelvis. Provoca dolor y rigidez y, en casos avanzados, puede provocar la fusión de las vértebras, lo que limita gravemente la movilidad. El tratamiento de la EA requiere un enfoque multidisciplinar para abordar no sólo los síntomas, sino también las repercusiones emocionales y sociales de la enfermedad.

1. Comprender la enfermedad
   **Etiología y patogenia**: Orígenes genéticos, papel del sistema inmunitario y proceso inflamatorio.
   **Síntomas clínicos**: Desde el dolor lumbar insidioso hasta la rigidez de la columna vertebral y otras manifestaciones extraarticulares.
   **Diagnóstico**: Criterios clínicos, radiológicos y biológicos.
2. Tratamientos farmacológicos
   **Antiinflamatorios no esteroideos (AINE)**: Alivian el dolor y reducen la inflamación.
   **Fármacos antirreumáticos modificadores de la enfermedad (DMARD)**: Como la sulfasalazina, utilizada para los síntomas periféricos.
   **Bioterapias**: Medicamentos biológicos, como los inhibidores del TNF-alfa, que se dirigen a moléculas específicas implicadas en la inflamación.
   Analgésicos: Analgésicos y otros fármacos para el tratamiento del dolor.
3. Enfoques terapéuticos no farmacológicos
   **Fisioterapia**: Sesiones de estiramiento, fortalecimiento y movilidad para mantener una función óptima y evitar deformidades.
   **Hidroterapia**: Ejercicios en el agua para mejorar la movilidad y reducir el dolor.

**Terapia ocupacional**: Ayuda a adaptar las actividades cotidianas para reducir el dolor y mantener la independencia.

**Educación terapéutica**: comprender la enfermedad, cumplir el tratamiento y adoptar comportamientos saludables.

4. Aspectos psicosociales

**Apoyo psicológico**: gestionar el estrés, las emociones y los retos asociados a una enfermedad crónica.

**Redes de apoyo**: Grupos de apoyo, foros en línea y asociaciones de pacientes.

**Adaptaciones laborales**: ajustes ergonómicos, trabajo terapéutico a tiempo parcial, reciclaje profesional.

5. Vivir a diario con el síndrome de Asperger

**Actividad física**: La importancia de un estilo de vida activo para la salud articular y general.

**Nutrición**: Una dieta equilibrada para favorecer la salud general y posiblemente reducir la inflamación.

**Gestión del sueño**: Estrategias para un sueño reparador a pesar del dolor.

El tratamiento de la espondilitis anquilosante requiere un conocimiento profundo de la enfermedad, una estrecha colaboración entre los distintos profesionales sanitarios y la implicación activa del paciente. Gracias a estos elementos, es posible controlar los síntomas, ralentizar la progresión de la enfermedad y optimizar la calidad de vida.

# Osteoartritis

La artrosis es una enfermedad articular degenerativa que afecta a la calidad del cartílago. A diferencia de las enfermedades autoinmunes como la artritis reumatoide, la artrosis está relacionada con el desgaste, la edad y una serie de factores de riesgo modificables y no modificables. Provoca dolor, rigidez y pérdida de movilidad, lo que repercute en la calidad de vida de los afectados.

1. Entender la artrosis

   Anatomía y fisiología de la articulación: estructura del cartílago, la sinovial y el hueso.

   **Patogénesis de la artrosis**: Proceso de degradación del cartílago y reacción ósea subyacente.

   **Factores de riesgo**: Edad, genética, sobrepeso, actividad física intensa, traumatismos, etc.

2. Síntomas y diagnóstico

   **Manifestaciones clínicas**: Dolor mecánico, rigidez matutina, grietas, deformidades.

   **Medios de diagnóstico**: radiografías, resonancia magnética, evaluación clínica.

   **Diferenciación de otras enfermedades**: Distinción de la artrosis de otras enfermedades reumatológicas.

3. Tratamiento farmacológico de la artrosis

   **Analgésicos**: Paracetamol, antiinflamatorios no esteroideos (AINE), etc.

   **Tratamientos tópicos**: cremas y geles a base de AINE.

   **Inyecciones intraarticulares**: ácido hialurónico, corticosteroides.

4. Intervenciones no farmacológicas

   **Fisioterapia**: Ejercicios de fortalecimiento, estiramiento y movilización.

   **Pérdida de peso**: Si es necesario, para reducir la presión sobre las articulaciones que soportan peso.

   **Ortesis y ayudas técnicas**: bastón, plantillas, ortesis de mano o rodilla.

   **Técnicas complementarias**: Acupuntura, quiropráctica, masajes.

5. Cirugía

**Artroscopia**: Limpieza quirúrgica de la articulación.

**Osteotomía:** realineación quirúrgica para corregir deformidades.

**Artroplastia**: Sustitución total o parcial de una articulación (por ejemplo, prótesis de cadera o rodilla).

6. Vivir con artrosis

**Autocontrol del dolor**: técnicas de relajación, gestión del estrés.

**Nutrición**: dieta equilibrada, complementos alimenticios (glucosamina, condroitina).

**Mantenerse físicamente activo**: Elegir actividades adecuadas, como la natación o el ciclismo.

**Gestión emocional**: apoyo psicológico, grupos de discusión.

Aunque la artrosis es una enfermedad degenerativa, no es inevitable. Con una comprensión informada de la enfermedad, un tratamiento adecuado, unas elecciones de estilo de vida saludables y una actitud proactiva, es totalmente posible vivir con artrosis, minimizando su impacto y manteniendo una calidad de vida satisfactoria.

# Lupus eritematoso sistémico

El lupus eritematoso sistémico, más conocido como lupus, es una enfermedad autoinmune compleja en la que el sistema inmunitario del organismo ataca los tejidos sanos. Puede afectar a muchos órganos y su manifestación es muy variada, lo que a menudo hace que el diagnóstico y el tratamiento del lupus sean especialmente complicados. No obstante, un enfoque multidimensional puede permitir a los pacientes controlar la enfermedad con eficacia y mejorar su calidad de vida.

1. Entender los LED
     **Patogénesis**: Los mecanismos inmunológicos implicados en la autoagresión.
     **Factores desencadenantes y de riesgo**: Exposición ambiental, genética, hormonas e infecciones.
2. Síntomas y diagnóstico
     **Manifestaciones clínicas**: Erupciones cutáneas, fatiga, dolor articular, fiebre, daño renal y más.
     **Criterios de diagnóstico**: combinación de síntomas, análisis de sangre y biopsias.
3. Tratamientos para el lupus
     **Antiinflamatorios**: AINE para controlar el dolor y la inflamación.
     **Antimaláricos**: Como la hidroxicloroquina, utilizada a menudo para los síntomas cutáneos y articulares.
     **Inmunosupresores**: medicamentos que reducen la actividad del sistema inmunitario.
     **Esteroides**: Para controlar los brotes graves y reducir la inflamación.
4. Vivir con lupus a diario
     **Controlar las reagudizaciones**: Reconocer las señales de alarma y adaptar su estilo de vida.
     **Protección solar**: Evite las erupciones cutáneas y minimice los brotes.
     **Dietética y nutrición**: adoptar una dieta antiinflamatoria, controlar los efectos secundarios de la medicación.
5. Posibles complicaciones
     **Enfermedad renal**: nefritis lúpica y seguimiento regular.
     **Problemas cardiovasculares**: Mayor riesgo de aterosclerosis y enfermedades cardiacas.
     **Complicaciones durante el embarazo**: gestión preconcepcional y seguimiento estrecho.
6. Aspectos emocionales y psicosociales
     **Apoyo psicológico**: Gestión del estrés, la ansiedad y la depresión a menudo asociados a la enfermedad.

**Redes de apoyo**: grupos de apoyo, foros en línea y asociaciones dedicadas al lupus.

7. Investigación y desarrollos futuros

**Nuevas terapias**: Fármacos biológicos y tratamientos en desarrollo.

**Investigación clínica**: La importancia de participar en estudios para avanzar en el conocimiento de la enfermedad.

El lupus eritematoso sistémico requiere un enfoque integral. No sólo requiere un tratamiento médico adecuado, sino también la educación del paciente para que comprenda su enfermedad y pueda tomar decisiones con conocimiento de causa. Con el apoyo y los recursos adecuados, es posible vivir con lupus manteniendo una buena calidad de vida.

# Drop y otras artropatías microcristalinas

Las artropatías microcristalinas engloban un grupo de enfermedades articulares causadas por la formación y el depósito de cristales en las articulaciones y los tejidos blandos. La gota, causada por cristales de urato, es la más común, pero otras, como la condrocalcinosis (causada por cristales de pirofosfato cálcico), también son importantes.

1. La gota: el rey de las artropatías microcristalinas

**Fisiopatología**: Sobreproducción o eliminación insuficiente de ácido úrico.

**Factores de riesgo**: dieta, genética, medicación, enfermedades concomitantes.

**Síntomas característicos**: Ataques agudos de dolor, enrojecimiento, calor e hinchazón, a menudo en el dedo gordo del pie.

2. Condrocalcinosis y otros
- **Comprender la condrocalcinosis**: Formación de cristales de pirofosfato cálcico.
- **Sintomatología**: Similitudes y diferencias con la gota.

3. Diagnóstico e imagen
- **Examen clínico**: Historia de los ataques, zonas afectadas.
- **Imagen**: radiografía, ecografía, resonancia magnética.
- **Análisis del líquido sinovial**: identificación directa de cristales.

4. Tratamiento de la gota
- **Fase aguda**: AINE, colchicina, corticosteroides.
- **Prevención de ataques**: alopurinol, febuxostat.
- **Consejos dietéticos**: Evite los alimentos ricos en purinas y fomente el consumo de agua.

5. Gestión de otras artropatías microcristalinas
- **Tratamiento sintomático**: Alivio del dolor, fisioterapia.
- **Intervenciones médicas**: En algunos casos, aspiración de cristales, inyecciones de corticosteroides.

6. Vivir con artropatía microcristalina
- **Gestión de crisis**: reconocer las señales de alerta temprana, disponer de un plan de acción.
- **Adaptación del estilo de vida**: consejos nutricionales, mantenerse hidratado, actividad física adaptada.

7. Avances recientes e investigación
- **Nuevos fármacos**: Enfoques terapéuticos dirigidos a mecanismos específicos.
- **Investigación clínica**: estudios actuales y perspectivas de futuro.

Las artropatías microcristalinas, a pesar de su naturaleza dolorosa, pueden tratarse con éxito con una combinación de medicación, intervenciones dietéticas y fisioterapia. Un conocimiento profundo de estas enfermedades, combinado con un tratamiento proactivo, permite a los pacientes llevar una vida activa y plena.

# Capítulo 5

# TRATAMIENTO DEL DOLOR Y BIENESTAR

# Evaluación del dolor :
# herramientas y técnicas

El dolor es un síntoma complejo y subjetivo, que varía considerablemente de un individuo a otro. Para los profesionales sanitarios, evaluar el dolor es un paso crucial para proporcionar un tratamiento adecuado y mejorar la calidad de vida de los pacientes. Esta evaluación se basa no sólo en una dimensión física, sino también en aspectos psicológicos, sociales y emocionales.

1. La naturaleza multifactorial del dolor
   **Tipos de dolor**: agudo frente a crónico, nociceptivo frente a neuropático, somático frente a visceral.
   **Mecanismos subyacentes**: Comprender las vías del dolor y los mecanismos de acción.
2. Comunicación con el paciente
   **La importancia de escuchar**: crear un entorno propicio a la expresión.
   **Evitar los prejuicios** : Reconocer y superar los estereotipos asociados al dolor.
3. Herramientas de evaluación cuantitativa
   **Escalas visuales analógicas (EVA):** de "ningún dolor" a "dolor insoportable".
   **Escala verbal simple**: Uso de términos cualitativos como "leve", "moderado", "grave".
   Escala numérica del dolor: Valore el dolor de 0 a 10.
4. Herramientas de evaluación cualitativa
   **Cuestionarios e inventarios**: Cuestionario del dolor de McGill, Inventario breve del dolor.
   **Diarios del dolor**: Seguimiento regular para anotar las variaciones y los desencadenantes.
5. Evaluación del dolor en poblaciones específicas
   **Niños**: Escalas adaptadas como la Faces Pain Scale-Revised.

**Personas mayores**: Deterioro cognitivo tenido en cuenta, escalas simplificadas.

**Pacientes no comunicativos**: observaciones del comportamiento, escalas como PAINAD (Evaluación del dolor en la demencia avanzada).

6. Evaluación de las dimensiones psicológica y emocional

**Ansiedad y depresión**: herramientas específicas como la Escala Hospitalaria de Ansiedad y Depresión (HADS).

**Impacto en la calidad de vida**: escalas de evaluación de la calidad de vida relacionada con la salud.

7. El papel de la imagen y la tecnología

**Imágenes por resonancia magnética (IRM)**: Visualización de la actividad cerebral relacionada con el dolor.

**Biorretroalimentación**: Uso de señales fisiológicas para controlar el dolor.

8. Integración de los resultados y del plan de acción

**Síntesis de la información**: Combinación de evaluaciones cualitativas y cuantitativas.

**Elaboración de un plan de tratamiento**: adaptado a las necesidades y preferencias del paciente.

La evaluación del dolor requiere un enfoque holístico, que tenga en cuenta la experiencia individual del paciente, así como las dimensiones fisiológica, psicológica y social. Mediante una evaluación cuidadosa, los profesionales sanitarios pueden proponer tratamientos adecuados y mejorar así considerablemente el bienestar de los pacientes.

# Técnicas farmacológicas y no farmacológicos

En el mundo de la medicina moderna, se reconoce que el tratamiento del dolor requiere un enfoque multimodal. Combinando técnicas farmacológicas y no farmacológicas, los cuidadores pueden ofrecer una atención óptima a los pacientes que sufren diversos cuadros de dolor.

1. Técnicas farmacológicas: comprensión de los medicamentos

**Analgésicos no opiáceos**: Paracetamol, AINE (antiinflamatorios no esteroideos).

**Opiáceos**: codeína, morfina, oxicodona.

**Coadyuvantes**: Antidepresivos, anticonvulsivos para el dolor neuropático.

**Tópicos**: geles, pomadas, parches (como el parche de lidocaína).

**Bloqueos nerviosos e infiltraciones**: Anestésicos locales, corticosteroides.

2. Técnicas no farmacológicas: el abanico de intervenciones

Terapias físicas :

**Fisioterapia**: Movilización, estiramientos y fortalecimiento.

**Terapia de calor y frío**: compresas calientes o frías, baños.

**Electroterapia**: TENS (estimulación nerviosa eléctrica transcutánea), ultrasonidos.

Terapias cognitivo-conductuales (TCC) :

**Terapia de gestión del estrés**: técnicas de relajación, visualización guiada.

**Reestructuración cognitiva**: Sustitución de los pensamientos negativos por otros positivos.

Intervenciones cuerpo-mente :

**Acupuntura y acupresión**: estimulación de puntos específicos para aliviar el dolor.

**Meditación y atención plena**: técnicas de respiración, centrarse en el momento presente.

**Biorretroalimentación**: Aprender a controlar las funciones corporales para reducir el dolor.

Terapias manuales :

**Masaje terapéutico**: Diversas técnicas para relajar los músculos y mejorar la circulación.

**Quiropráctica y osteopatía**: Manipulaciones para realinear el esqueleto y mejorar la movilidad.

Información adicional:

**Aromaterapia**: Utilización de aceites esenciales para aliviar el dolor y el estrés.

**Arte y musicoterapia**: expresión creativa para el bienestar.

3. Combinación de técnicas: atención personalizada

**Evaluación inicial**: Determinar el origen del dolor y las necesidades del paciente.

**Plan de tratamiento integrado**: Combinación de intervenciones farmacológicas y no farmacológicas adecuadas.

**Reevaluación periódica**: Ajuste el plan de tratamiento en función de la respuesta del paciente.

Combinando técnicas farmacológicas con métodos no farmacológicos, es posible ofrecer un tratamiento holístico del dolor. Este enfoque reconoce la naturaleza multifactorial del dolor y ofrece a los pacientes una serie de herramientas para mejorar su calidad de vida.

# El papel de la enfermera en la rehabilitación

La rehabilitación es un proceso dinámico diseñado para permitir que un individuo recupere u optimice su nivel funcional tras una enfermedad, una intervención quirúrgica o una lesión. Las enfermeras están en el centro de este proceso, desempeñando un papel esencial en el apoyo, la educación y el cuidado de los pacientes.

1. Evaluación inicial y seguimiento continuo
   - **Evaluar las necesidades del paciente**: Identificar los déficits funcionales, emocionales y sociales.
   - **Seguimiento del progreso**: Observe y documente las mejoras o las posibles complicaciones.
   - **Adaptar el plan de cuidados**: Modificar las intervenciones en función de la evolución del paciente.
2. Educación y formación de los pacientes
   - **Autocuidados**: Enseñar a los pacientes a manejar su medicación, sus vendajes y su dieta especial.
   - **Ejercicios terapéuticos**: Enseñanza de movimientos o ejercicios para mejorar la movilidad y la fuerza.
   - **Tratamiento del dolor**: información sobre métodos farmacológicos y no farmacológicos de tratamiento del dolor.
   - **Prevención de complicaciones**: Educar a la población sobre los signos de alarma y las medidas preventivas.
3. Apoyo psicosocial y emocional
   - **Escucha activa**: Proporcionar un espacio seguro para que los pacientes expresen sus temores y preocupaciones.
   - **Derivación a recursos**: sugiera grupos de apoyo, terapias o profesionales especializados.

**Estimular la motivación**: animar a los pacientes a tomar parte activa en su rehabilitación.

4. Coordinación de los cuidados

**Colaboración interprofesional**: Trabajar en equipo con fisioterapeutas, terapeutas ocupacionales, psicólogos, etc.

**Planificación del alta**: Asegurarse de que el paciente tiene todo el apoyo que necesita en casa o derivarlo a estructuras adecuadas (centro de rehabilitación, etc.).

**Seguimiento posthospitalario**: Organización de visitas de seguimiento para comprobar que los pacientes se adaptan a su entorno.

5. Promover la autonomía y la independencia

**Estrategias de afrontamiento**: Sugerir herramientas y métodos para facilitar las actividades cotidianas.

**Intervenciones personalizadas**: Adaptación del plan de cuidados a las necesidades y deseos del paciente.

6. Actualización de conocimientos y formación continua

**Vigilancia científica**: Mantenerse al día de las últimas investigaciones e innovaciones en el campo de la rehabilitación.

**Formación específica**: Participar en seminarios, cursos de formación o talleres para desarrollar sus competencias.

Las enfermeras son fundamentales en el proceso de rehabilitación. Gracias a su experiencia, su capacidad para escuchar y su habilidad para coordinar los cuidados, apoyan a los pacientes en su búsqueda de la recuperación, la autonomía y el bienestar. Su presencia tranquilizadora y sus habilidades técnicas e interpersonales las convierten en una pieza clave del proceso de rehabilitación.

# La importancia del equilibrio entre vida profesional y personal

En una época en la que dominan la velocidad, la productividad y la hiperconectividad, la frontera entre la vida profesional y la personal puede parecer cada vez más difusa. Sin embargo, lograr un equilibrio entre estos dos mundos es crucial para preservar su salud y calidad de vida y mantener un rendimiento sostenible en el trabajo.

1. Preservar su salud física y mental

**Prevenir el agotamiento**: Trabajar sin parar y sin tiempo para recuperarse puede conducir al agotamiento, un malestar psicológico grave.

**Gestión del estrés**: El equilibrio ayuda a gestionar mejor y reducir el estrés, responsable de muchas enfermedades.

**Reforzar el sistema inmunológico**: Un buen equilibrio entre trabajo y vida personal favorece un sueño de calidad, esencial para un sistema inmunológico fuerte.

2. Promover relaciones de calidad

**Tiempo de calidad con sus seres queridos**: Pasar tiempo de calidad con la familia y los amigos refuerza los lazos y ofrece la oportunidad de recargar las pilas.

**Desarrollo personal**: Tener tiempo para uno mismo le permite cultivar sus pasiones, aprender y crecer como individuo.

3. Mejorar la productividad y la creatividad en el trabajo

**Recuperación y revitalización**: Una mente descansada está más alerta y es más creativa y eficaz.

**Dar un paso atrás**: Desvincularse temporalmente del trabajo le da una mejor perspectiva y le ayuda a tomar decisiones.

4. Contribuir a mejorar la autoestima

**Satisfacción y realización**: Conseguir compaginar las responsabilidades profesionales y los placeres personales aumenta su sensación de competencia y eficacia.

**Afirmar sus valores**: elegir conscientemente dedicar tiempo a su vida personal afirma la importancia que concede a su propia salud, a sus seres queridos y a sus pasiones.

5. Prevención de riesgos laborales

**Reducción de errores**: La fatiga y el estrés continuo pueden aumentar el riesgo de cometer errores en el trabajo.

**Mantener el compromiso profesional**: Al evitar la sobrecarga y el agotamiento, mantiene la motivación y un mayor apego a su trabajo.

6. Flexibilidad y adaptabilidad

**Gestionar lo inesperado**: Un buen equilibrio facilita la gestión de los imprevistos, ya sean profesionales o personales.

**Capacidad de respuesta e innovación**: El equilibrio ofrece una mentalidad más abierta y receptiva a las nuevas oportunidades o formas de trabajar.

Para lograr este equilibrio, es esencial establecer límites, aprender a decir no, tomarse tiempo para relajarse y reconocer las propias necesidades. Es un enfoque activo que requiere una introspección regular, pero los beneficios, tanto para el individuo como para la sociedad, son inconmensurables.

# Capítulo 6

# RETOS ÉTICOS Y PROFESIONAL

# Consentimiento informado y la autonomía del paciente

En el ámbito médico, la atención al paciente ya no se limita a la simple prescripción de tratamientos. Ahora forma parte de un enfoque global, que reconoce al individuo como protagonista de su propia salud. En el centro de esta visión se encuentran el consentimiento informado y la autonomía del paciente, conceptos fundamentales que garantizan el respeto de los derechos y la dignidad de cada individuo.

1. Entender el consentimiento informado

   **Definición**: El consentimiento informado es el acuerdo voluntario e informado de un paciente para someterse a una intervención médica tras haber comprendido los riesgos, beneficios, alternativas y posibles consecuencias.

   **Elementos esenciales**: información completa, comprensión, capacidad de decisión y ausencia de coacción.

2. Importancia de la autonomía del paciente

   **Respeto por el individuo**: Toda persona tiene derecho a tomar decisiones sobre su propio cuerpo y su salud.

   **Confianza y colaboración**: Valorar la autonomía refuerza la relación de confianza entre el profesional sanitario y el paciente.

3. La comunicación, clave del consentimiento

   **Claridad y honestidad**: Presente la información con transparencia, evitando la jerga médica.

   **Escucha activa**: Tomarse el tiempo necesario para escuchar las preocupaciones y preguntas del paciente.

   **Validación de la comprensión**: Asegúrese de que el paciente ha comprendido toda la información.

4. Cuestiones éticas y jurídicas

**Protección del paciente** : El consentimiento informado pretende proteger a los pacientes de intervenciones no deseadas o mal entendidas.

**Responsabilidad médica**: En ausencia de consentimiento informado, los profesionales sanitarios pueden ser considerados legalmente responsables.

5. Los límites del consentimiento informado

**Capacidad para tomar decisiones**: Algunos pacientes pueden tener dificultades para comprender o tomar decisiones (niños, personas con problemas cognitivos, etc.).

**Presión social o familiar**: Los pacientes pueden sentir presiones externas que influyan en su elección.

6. El lugar de la familia y los amigos íntimos

**Apoyo emocional**: Las personas cercanas pueden desempeñar un papel de apoyo en el proceso de toma de decisiones.

**Decisión sustitutiva**: En situaciones en las que el paciente no puede dar su consentimiento, se puede pedir a un familiar que lo haga en su nombre.

7. Rechazo del tratamiento y autonomía

**Respetar la elección del paciente**: Aunque vaya en contra de las recomendaciones médicas, debe respetarse el rechazo.

**Información sobre las consecuencias**: Es vital informar a los pacientes de los riesgos asociados a su negativa.

El respeto del consentimiento informado y de la autonomía de los pacientes es una piedra angular de la medicina moderna. Refleja una ética profesional centrada en la dignidad, los derechos y el bienestar de la persona, al tiempo que refuerza la calidad de los cuidados y la relación paciente-cuidador.

# Confidencialidad y gestión
# información sensible

La confidencialidad es un pilar fundamental de la relación entre los profesionales sanitarios y los pacientes. No sólo garantiza el respeto de los derechos de los pacientes, sino que también refuerza la confianza, esencial para una atención óptima. En un mundo cada vez más digitalizado, la gestión de la información sensible también se está convirtiendo en un reto importante.

1. Confidencialidad: definición y alcance
   - **Esencia de la confidencialidad**: La garantía de que la información personal y médica de un paciente permanece privada y no se divulga sin su consentimiento.
   - **Obligaciones legales y éticas**: Muchos países imponen normas legales estrictas sobre la confidencialidad médica.
2. Información sensible: ¿Qué y por qué?
   - **Naturaleza de los datos** : Datos personales, historial médico, diagnósticos, tratamientos, resultados de pruebas, etc.
   - **Importancia de la protección**: Respetar la intimidad, evitar la discriminación, mantener la confianza del paciente/cuidador.
3. Comunicación e intercambio de información
   - **Con otros profesionales sanitarios**: de acuerdo con la necesidad médica y con la garantía de confidencialidad.
   - **Con la familia y los allegados**: De acuerdo con los deseos del paciente y respetando sus instrucciones.
4. Riesgos y amenazas a la confidencialidad
   - **Infracciones accidentales**: errores humanos, archivos extraviados, discusiones descuidadas.

- **Amenazas tecnológicas**: ciberataques, accesos no autorizados, software malicioso.
5. Medidas para proteger la información sensible
- **Protocolos de seguridad física**: carpetas cerradas, zonas restringidas.
- **Seguridad digital**: cifrado, cortafuegos, autenticación de dos factores, formación periódica del personal en buenas prácticas.
6. Derechos de los pacientes
- **Acceso a sus datos**: Los pacientes tienen derecho a consultar y, en su caso, rectificar sus datos médicos.
- **Derecho al olvido**: En algunas jurisdicciones, los pacientes pueden solicitar la supresión de determinados datos.
7. Retos futuros de la confidencialidad
- **Inteligencia artificial y medicina**: ¿cómo garantizar la confidencialidad con el uso creciente de algoritmos?
- **Interoperabilidad de los sistemas sanitarios**: A medida que los sistemas se comunican entre sí, ¿cómo podemos garantizar que la confidencialidad no se vea comprometida?
8. Sensibilización y formación
- **Papel de los centros sanitarios**: formar al personal sobre los riesgos y las mejores prácticas.
- **Responsabilidad del paciente** : Aunque la responsabilidad principal recae en los profesionales, los pacientes también deben ser conscientes de la importancia de la confidencialidad y de sus derechos.

Garantizar la confidencialidad y la gestión segura de la información sensible no es sólo una obligación legal o profesional. Por encima de todo, es un deber moral hacia cada individuo, que garantiza que su dignidad, integridad y confianza sean respetadas y protegidas en cada etapa de su atención médica.

# Trabajo en equipo :
## colaboración, comunicación y conflicto

En el sector médico, como en muchos otros campos, el trabajo en equipo es esencial. Un paciente no es atendido simplemente por un profesional sanitario, sino por todo un equipo, cada uno con sus propias especificidades y variadas competencias, para garantizar que recibe la mejor atención posible. Esta dinámica de equipo es enriquecedora, pero también puede ser fuente de desafíos. Veamos más de cerca los entresijos del trabajo en equipo.

1. La esencia de la colaboración
   - **Sinergia de competencias**: La suma de las competencias individuales crea una experiencia colectiva superior.
   - **Compartir responsabilidades**: Un reparto equilibrado de las tareas mejora la eficacia y reduce la carga de trabajo.
2. La comunicación, piedra angular del trabajo en equipo
   - **Intercambios claros y regulares**: para garantizar una mejor coordinación y anticipación de las necesidades.
   - **Retroalimentación constructiva**: Promueve el aprendizaje mutuo y la mejora continua.
3. Los diferentes papeles dentro de un equipo médico
   - **Liderazgo**: Guía al equipo hacia objetivos claros y motiva a sus miembros.
   - **Apoyo y asesoramiento**: Proporcionar conocimientos especializados y orientación en la toma de decisiones.
   - **Coordinación**: Garantiza que la logística y la organización del equipo se desarrollen sin problemas.

4. Gestionar los conflictos: un reto inevitable pero manejable
- **Reconocer las señales de alarma**: Las tensiones, los malentendidos y la frustración pueden ser señales de un conflicto latente.
- **Técnicas de resolución**: mediación, escucha activa, compromiso.

5. El papel de la empatía y la benevolencia
- **Comprender las perspectivas individuales**: Cada miembro tiene sus propias experiencias y puntos de vista.
- **Valorar la contribución de todos**: Reconocer el valor y la importancia de cada función.

6. Los retos del trabajo en equipo
- **Diferencias culturales y generacionales**: La diversidad puede enriquecer la comunicación, pero también puede complicarla.
- **Equilibrio entre autonomía y cohesión**: ¿Cómo trabajar juntos preservando la independencia de cada profesional?

7. Herramientas modernas para facilitar la colaboración
- **Tecnologías de la comunicación**: videoconferencia, software de gestión de proyectos.
- **Formación y talleres**: creación de equipos, técnicas de comunicación, gestión de conflictos.

8. Retroalimentación
- **Analizar los éxitos y los fracasos**: reflexión colectiva para la mejora.
- **Adoptar un enfoque proactivo**: anticiparse a los problemas en lugar de reaccionar ante ellos.

El trabajo en equipo en el entorno médico es un complejo ballet de interacciones, habilidades y personalidades. Cuando está bien orquestado, puede dar lugar a una atención excepcional al paciente, a la satisfacción profesional y a la innovación. Sin embargo, como cualquier ballet, requiere coordinación, comunicación y, a veces, algunos ajustes por el camino. En última instancia, el éxito de la colaboración es tanto un arte como una ciencia.

# Capítulo 7

# TÉCNICAS DE DIAGNÓSTICO EN REUMATOLOGÍA

# Historia clínica y exploración física

Antes de tomar cualquier intervención o decisión terapéutica, es esencial conocer a fondo el estado de salud del paciente. Esta comprensión se basa en gran medida en dos elementos fundamentales: la historia clínica y el examen físico. Juntos constituyen la base sobre la que el profesional sanitario establece su diagnóstico y elabora un plan de cuidados.

1. La historia: el relato del paciente

  **La importancia de la historia clínica**: El paciente es la primera fuente de información. La historia del paciente proporciona una valiosa visión de la evolución de su situación.

  **Preguntas estructuradas**: Pregunte por el historial médico, medicamentos que toma, alergias, hábitos de vida, antecedentes familiares.

2. Escucha activa

  **Una herramienta esencial**: prestar atención a las palabras del paciente, pero también a lo que no se dice, las emociones y las vacilaciones.

  **Fomente la comunicación**: Formule preguntas abiertas, reformule para confirmar la comprensión, tranquilice sobre la confidencialidad.

3. Exploración física: Observación y palpación

  **Examen general**: Observación del estado general, la piel, las mucosas y la postura.

  **Examen específico**: Se centra en el órgano o sistema afectado por los síntomas descritos (por ejemplo, examen de las articulaciones en reumatología).

4. Instrumentos de examen

  **Estetoscopio**: escucha los ruidos cardíacos, respiratorios e intestinales.

  **Linterna y oftalmoscopio**: Examen de la garganta, los oídos y los ojos.

**Tensiómetro**: mide la tensión arterial.

5. La importancia del toque médico

**Palpación**: para palpar los órganos y detectar cualquier masa, anomalía o dolor.

**Percusión**: Para evaluar el tamaño, la posición y la consistencia de los órganos internos.

6. Documentación e interpretación

**Mantener historiales médicos precisos**: registrar la información recopilada, las observaciones realizadas y las hipótesis diagnósticas.

**Reflexión clínica**: Relacionar los antecedentes con los signos clínicos para orientar el diagnóstico.

7. Limitaciones e información adicional

**Imágenes médicas**: radiografía, ecografía, resonancia magnética para afinar la evaluación.

**Pruebas de laboratorio**: análisis de sangre, biopsias, para confirmar o refutar un diagnóstico.

8. Participación de los pacientes

**Capacitación**: animar a los pacientes a responsabilizarse de su propia salud, a hacer preguntas y a plantear sus preocupaciones.

**Educación**: Explicar el proceso de examen, los pasos siguientes y el razonamiento clínico.

La anamnesis y la exploración física son mucho más que simples pasos protocolarios. Encarnan el encuentro entre el paciente y el profesional sanitario, una alianza esencial para comprender, diagnosticar y, en última instancia, tratar. En este proceso, cada detalle cuenta y cada observación, cada palabra intercambiada, enriquece la reflexión clínica.

# Imagen médica : Rayos X, resonancia magnética y ultrasonidos

El desarrollo de la imagen médica en las últimas décadas ha revolucionado la práctica clínica, permitiendo a los profesionales sanitarios explorar el interior del cuerpo humano con una precisión sin precedentes. Desde las simples radiografías hasta las imágenes detalladas que proporcionan la resonancia magnética y los ultrasonidos, la imagen médica ofrece una visión sin precedentes de la estructura y la función de los tejidos y los órganos.

1. Radiografía: el legado de Röntgen

   **Principio y uso**: Los rayos X se utilizan para visualizar las estructuras internas, en particular los huesos.

   **Indicaciones habituales**: Fracturas, infecciones óseas, revisiones articulares.

   **Precauciones y limitaciones** : Exposición a la radiación, menos adecuada para tejidos blandos.
2. Imágenes por resonancia magnética (IRM)

   **Principio y uso**: Utiliza el magnetismo y las ondas de radio para producir imágenes detalladas de las estructuras internas.

   **Indicaciones habituales**: Trastornos de los tejidos blandos, enfermedades neurológicas, lesiones articulares, tumores.

   **Ventajas**: Sin radiación ionizante, posibilidad de ver varias secciones.

   **Precauciones y contraindicaciones**: Presencia de metal en el cuerpo, claustrofobia, dispositivos electrónicos implantados.
3. Ultrasonidos: ondas sonoras para el diagnóstico

   **Principio y uso**: Utilización de ondas sonoras de alta frecuencia para crear imágenes de órganos y tejidos.

- **Indicaciones habituales**: Seguimiento del embarazo, examen de articulaciones, tendones y vasos sanguíneos.
- **Ventajas**: No invasivo, sin radiación, posibilidad de visualizar estructuras en movimiento (como el flujo sanguíneo).
- **Limitaciones**: Menos detallada que la IRM, depende de la calidad del equipo y del operador.

4. Interpretación de los resultados y colaboración
- **El papel de la enfermera**: acompañar y preparar al paciente, comprender las indicaciones y los resultados para un mejor seguimiento.
- **El radiólogo**: Especialista en la interpretación de imágenes, emite un informe detallado.

5. Preparación y seguridad del paciente
- **Consentimiento informado**: Explique el procedimiento, los beneficios y los posibles riesgos.
- **Precauciones específicas**: Quítese los objetos metálicos para una resonancia magnética, rápido antes de ciertas ecografías.

6. El futuro de la imagen médica
- **Innovaciones tecnológicas**: máquinas más precisas, rápidas y portátiles.
- **Imagen funcional**: No sólo ver las estructuras, sino también cómo funcionan en tiempo real.
- **Inteligencia artificial**: ayuda a la interpretación y detección precoz de patologías.

Gracias a su capacidad para revelar los misterios ocultos del cuerpo humano, la imagen médica desempeña un papel fundamental en el diagnóstico, el seguimiento y la investigación médica. A medida que la tecnología sigue evolucionando, ofrece interesantes oportunidades para mejorar aún más la calidad y la eficacia de la atención al paciente.

# Pruebas de laboratorio pertinentes

El diagnóstico y el seguimiento de las afecciones reumatológicas suelen basarse en una combinación de exámenes clínicos, diagnóstico médico por imagen y análisis de laboratorio. Estos análisis, realizados en muestras de sangre, orina u otros fluidos corporales, proporcionan información valiosa sobre el estado inflamatorio, inmunológico y metabólico del paciente.

1. Pruebas de inflamación

**Velocidad de sedimentación globular (VSG)**: Mide la inflamación inespecífica. Puede estar elevada en diversas enfermedades reumatológicas.

**Proteína C reactiva (PCR)**: Otro indicador de inflamación. Puede elevarse rápidamente en respuesta a una inflamación aguda.

2. Perfil reumatológico

**Factor reumatoide (FR)**: Presente en muchos pacientes con artritis reumatoide.

**Anticuerpos anti-CCP (anticitrulinados)**: Más específicos para la artritis reumatoide que el FR.

3. Pruebas inmunológicas

**ANA (anticuerpos antinucleares)**: Asociados a varias enfermedades autoinmunes, incluido el lupus eritematoso sistémico.

**Anticuerpo anti ADN de doble cadena**: Específico del lupus, a menudo asociado a la enfermedad activa.

4. Pruebas metabólicas

**Ácido úrico**: Aumenta en la gota; se utiliza para el diagnóstico y el seguimiento.

**Calcio y fósforo**: Relevantes para enfermedades óseas como la osteoporosis.

**Enzimas musculares**: Como la CPK, elevada en la miositis y otras enfermedades musculares.

5. Pruebas de coagulación

**Tiempo de protrombina (TP) y tiempo de tromboplastina parcial activada (TTPA)**: Se utilizan en pacientes sometidos a tratamiento anticoagulante o que presentan síntomas sugestivos de trastornos de la coagulación.

6. Análisis de orina

**Proteinuria y hematuria**: pueden indicar nefritis, frecuente en el lupus.

**Cristales**: La presencia de cristales de urato o de pirofosfato cálcico puede confirmar un ataque de gota o de condrocalcinosis, respectivamente.

7. Punción conjunta

**Análisis del líquido sinovial**: Puede mostrar inflamación, cristales o infección.

8. Interpretación de los resultados

**Valores normales frente a anormales**: conocer las referencias para evaluar los resultados.

**Cuadro clínico global**: integración de los resultados de laboratorio con el examen clínico y el diagnóstico por imagen para un enfoque holístico.

9. Implicaciones para la enfermera reumatológica

**Preparación del paciente**: Asegúrese de que el paciente está bien informado y preparado para las muestras.

**Seguimiento de los resultados**: Ayudar a los pacientes a comprender las implicaciones de sus resultados para su tratamiento y su enfermedad.

10. El futuro de los análisis de laboratorio

**Biomarcadores**: Desarrollo de pruebas más específicas para predecir la progresión de la enfermedad o la respuesta al tratamiento.

**Pruebas genéticas**: para conocer la predisposición a ciertas enfermedades y orientar las terapias.

Los análisis de laboratorio son herramientas esenciales para los profesionales sanitarios de la reumatología.

Permiten confirmar las hipótesis diagnósticas, evaluar la actividad de la enfermedad y controlar la eficacia y la seguridad de los tratamientos.

# Capítulo 8

# TERAPIAS COMPLEMENTARIAS Y ALTERNATIVAS

# Fisioterapia y fisioterapia

La fisioterapia y la fisioterapia desempeñan un papel crucial en el tratamiento de las afecciones reumatológicas. Mientras que la fisioterapia abarca una serie de técnicas destinadas a mejorar la movilidad, la fuerza y el funcionamiento general, la fisioterapia, como subcampo, suele centrarse en el movimiento y la rehabilitación.

1. Fundamentos de la fisioterapia y la cinesiterapia
   **Objetivos principales:** aliviar el dolor, mejorar la movilidad y la función, y educar a los pacientes sobre la autogestión.
   **Evaluación inicial**: Análisis del movimiento, la fuerza, la coordinación y el equilibrio.
2. Técnicas manuales
   **Movilización articular**: Movimientos suaves para mejorar la movilidad.
   **Manipulación**: Movimientos más dinámicos para realinear estructuras.
   **Masaje**: alivia la tensión muscular y mejora la circulación.
3. Terapias físicas
   **Calor y frío**: Aplicación de compresas calientes o frías para aliviar el dolor y la inflamación.
   **Electroterapia**: Uso de corrientes eléctricas para estimular los músculos y reducir el dolor.
   **Ultrasonoterapia**: Uso de ondas sonoras para tratar tejidos profundos.
4. Ejercicios terapéuticos
   **Fortalecimiento**: Ejercicios específicos para mejorar la fuerza muscular.
   **Estiramientos**: Para mejorar la flexibilidad y reducir las contracturas.
   **Resistencia y acondicionamiento**: Aumentar la capacidad funcional.

5. Educación postural

**Consejos para mantener una buena postura**: Ayuda a reducir la tensión en las articulaciones.

**Técnicas para las actividades cotidianas**: Enseñanza de métodos para levantar peso, sentarse, tumbarse, etc.

6. Hidroterapia

**Beneficios del agua**: La flotabilidad reduce la presión articular; la resistencia ayuda a desarrollar la fuerza.

**Ejercicios en la piscina:** Sesiones guiadas para mejorar la movilidad y la fuerza.

7. Programa de rehabilitación individual

**Planificación**: Fijación de objetivos a corto y largo plazo.

**Seguimiento**: Ajuste el programa en función de la evolución del paciente.

8. Trabajar con el equipo médico

**Comunicación con el reumatólogo**: garantizar una atención coherente.

**Coordinación con otros terapeutas**: Por ejemplo, terapeutas ocupacionales o logopedas.

9. La importancia de la autogestión

**Educación del paciente**: Fomentar la autonomía, proporcionar recursos y herramientas.

**Estrategias de afrontamiento**: Gestión del dolor, el estrés y la fatiga.

10. Evolución futura

**Teleeducación:** sesiones a distancia utilizando la tecnología.

**Nuevas modalidades terapéuticas**: Técnicas innovadoras basadas en la investigación.

La fisioterapia y la fisioterapia son fundamentales para ayudar a los pacientes reumatológicos a recuperar y mantener una calidad de vida óptima. Estas disciplinas ofrecen herramientas y técnicas que complementan los tratamientos farmacológicos y contribuyen a la gestión global del paciente.

# Enfoques naturales : acupuntura, osteopatía y otros

En el mundo actual, muchos pacientes recurren a terapias complementarias y alternativas para complementar o, en algunos casos, sustituir los tratamientos convencionales. Estos enfoques, aunque poco convencionales, pueden ofrecer un alivio significativo para muchas afecciones reumatológicas, cuando se utilizan adecuadamente.

1. Acupuntura
   - **Fundamentos históricos**: Tiene su origen en la medicina tradicional china, basada en los meridianos energéticos.
   - **Principio de acción**: Inserción de finas agujas para reequilibrar el "Qi" o energía vital.
   - **Beneficios en reumatología**: alivio del dolor, mejora de la movilidad, reducción de la inflamación.
2. Osteopatía
   - **Filosofía osteopática**: Tratar el cuerpo como un todo, centrándose en la relación entre estructura y función.
   - **Técnicas manuales**: Manipulación suave de músculos, articulaciones y fascias.
   - **Aplicaciones reumatológicas**: aliviar la tensión, mejorar la circulación, favorecer la homeostasis.
3. Quiropráctica
   - **Enfoque en la columna vertebral**: Corrección de subluxaciones para restablecer la función nerviosa.
   - **Ajustes quiroprácticos**: Técnicas específicas de manipulación vertebral.

**Uso en reumatología**: Tratamiento del dolor de columna, mejora de la postura, fortalecimiento del sistema musculoesquelético.

4. Plantas medicinales y suplementos

Harpagophytum (garra del diablo) : Antiinflamatorio natural.

**Cúrcuma**: Antioxidante y antiinflamatoria.

**Glucosamina y condroitina: Para la** salud de las articulaciones.

5. Aromaterapia

**Aceites esenciales**: lavanda, romero, eucalipto para la relajación y el alivio del dolor.

**Modo de empleo**: Masaje, baños, inhalación.

6. Técnicas de relajación

**Yoga y Tai Chi**: posturas y movimientos suaves para mejorar la flexibilidad y reducir el estrés.

**Meditación y atención plena**: técnicas mentales para controlar el dolor y el estrés.

7. Dieta y nutrición

**Dieta antiinflamatoria:** Rica en omega-3, antioxidantes, verduras frescas.

Evitar los alimentos proinflamatorios: alimentos procesados, azúcares añadidos.

8. Hidroterapia y tratamientos de spa

**Baños calientes y fríos**: Para estimular la circulación y relajar los músculos.

**Fangoterapia**: Alivia las articulaciones doloridas.

9. Reflexología

**Masaje de puntos reflejos** : Principalmente en los pies, para estimular los órganos correspondientes.

**Alivio en reumatología**: reducción de la tensión, mejora de la circulación.

10. El papel de las terapias naturales en el tratamiento del cáncer

**Complementar los tratamientos convencionales:** no como sustitutos, sino como suplementos beneficiosos.

**Consulta y coordinación**: Comente siempre cualquier terapia nueva con su reumatólogo.

Es esencial subrayar que, aunque estos enfoques naturales pueden ofrecer alivio, deben utilizarse con pleno conocimiento de causa. La comunicación abierta entre el paciente, el reumatólogo y el profesional de terapias alternativas es esencial para garantizar un tratamiento seguro y eficaz.

# La importancia del trabajo interdisciplinario

La atención a los pacientes con afecciones reumatológicas suele ser compleja y requiere un enfoque integral. El trabajo interdisciplinar, que implica la colaboración entre distintos profesionales sanitarios, es esencial para proporcionar una atención integral y coherente. Cada profesional aporta su propia experiencia, creando una estrategia de atención más completa para el paciente.

1. Una visión holística del paciente
   **Comprensión global**: considerar todos los aspectos de la salud del paciente, no sólo los síntomas reumatológicos.
   **Respuestas completas**: Adaptar los cuidados a las necesidades físicas, mentales y sociales del paciente.
2. La riqueza de una experiencia diversa
   **Reumatólogos**: Diagnóstico, tratamiento farmacológico, seguimiento clínico.
   **Enfermeras**: Atención directa, educación del paciente, seguimiento del tratamiento.
   **Fisioterapeutas y fisioterapeutas**: Rehabilitación, movilidad, fortalecimiento muscular.
   **Terapeutas ocupacionales**: Adaptar el hogar, consejos prácticos sobre las actividades cotidianas.

**Psicólogos**: apoyo emocional, gestión del estrés, afrontamiento de la enfermedad.

3. Comunicación eficaz

**Intercambios regulares**: compartir información y actualizaciones sobre el estado del paciente.

**Reuniones de coordinación**: planificación de los cuidados, ajuste de las intervenciones en función de la evolución del paciente.

4. Toma de decisiones en colaboración

**Discusión de las opciones de tratamiento**: Elección del mejor enfoque basado en la experiencia combinada del equipo.

**Participación activa de los pacientes**: Los pacientes son miembros de pleno derecho del equipo, y sus opiniones y preferencias son esenciales.

5. Educación y formación continua

**Talleres interprofesionales**: formación cruzada para comprender el papel y las competencias de cada profesional.

**Conocimientos en evolución**: Manténgase al día de las últimas investigaciones y técnicas en todos los campos relevantes.

6. Beneficios tangibles para el paciente

**Atención personalizada** : Intervenciones a medida adaptadas a las necesidades específicas de cada paciente.

**Mejores resultados clínicos**: recuperación más rápida, mejor calidad de vida, menos recaídas.

**Mayor satisfacción**: los pacientes se sienten escuchados, comprendidos y apoyados por un equipo unido.

7. Retos del trabajo interdisciplinar

**Coordinación logística**: Organización de reuniones y comunicaciones entre varios profesionales.

**Gestión de conflictos**: Navegar por las diferencias de opinión o enfoque.

8. Visión de futuro

  **Tecnologías de la comunicación**: Uso de plataformas digitales para facilitar los intercambios.

  **Centros especializados**: Establecimientos dedicados a la gestión integral de las afecciones reumatológicas.

El trabajo interdisciplinar en reumatología es algo más que una tendencia: es una necesidad. Dada la complejidad de las afecciones reumatológicas y la importancia de una atención holística, la colaboración entre distintos expertos ofrece la mejor vía para una recuperación y una calidad de vida óptimas para los pacientes.

# Capítulo 9

# LA PSICOLOGÍA DEL PACIENTE REUMATOLÓGICO

# Comprender el impacto emocional enfermedades reumáticas

Las enfermedades reumáticas, aunque se perciben principalmente como dolencias físicas, tienen un profundo impacto en el bienestar emocional y mental de los pacientes. El dolor crónico, las limitaciones físicas y las incertidumbres asociadas al curso de la enfermedad pueden provocar toda una serie de emociones y desafíos psicológicos.

1. El dolor crónico y la emoción

   **Vínculo directo**: Cómo el dolor físico continuo puede influir en el estado de ánimo, el estrés y la sensación general de bienestar.

   **Fatiga asociada**: El cansancio y el agotamiento que suelen acompañar al dolor pueden amplificar los efectos emocionales.

2. Luto por el viejo yo

   **Pérdida de identidad**: Confrontación con una nueva realidad en la que las capacidades físicas pueden verse reducidas.

   **Nostalgia de los días sin dolor**: Recordar los tiempos en que la enfermedad no interfería en la vida cotidiana.

3. Ansiedad y depresión

   **Incertidumbre sobre el futuro**: preguntarse cómo progresará la enfermedad o cómo afectará a la calidad de vida a largo plazo.

   **Aislamiento social**: Retirarse de las actividades favoritas o de las interacciones sociales debido a las limitaciones o al dolor.

4. Autoestima

   **Imagen corporal**: cómo los cambios físicos, como la hinchazón o las deformidades articulares, pueden influir en la autopercepción.

**Sentimientos de inferioridad**: Sentirse menos capaz o menos valioso debido a los retos que plantea la enfermedad.

5. Los retos de la comunicación

**Expresar el dolor**: La dificultad de hacer comprender a los demás la realidad de un dolor invisible.

**Búsqueda de apoyo**: La necesidad de hablar de sus sentimientos y de ser escuchado.

6. Gestión del estrés

**Factor agravante** : Cómo el estrés puede exacerbar los síntomas reumatológicos.

**Encontrar el equilibrio**: la importancia de encontrar formas de gestionar y reducir el estrés.

7. Resiliencia y adaptación

**Aprender a vivir con** : Descubrir nuevas formas de afrontar la vida y sus retos con una enfermedad crónica.

**Encontrar nuevas pasiones**: redefinirse y encontrar placer en actividades nuevas y adaptadas.

8. Importancia del apoyo psicológico

**Terapia individual**: Trabajar con un profesional para navegar por las emociones y los retos.

**Grupos de apoyo**: Compartir con otras personas que están pasando por experiencias similares puede ofrecer comprensión y camaradería.

9. Efectos sobre las relaciones cercanas

**Parejas y familia**: Reconocer el impacto de la enfermedad en las personas que rodean al paciente, tanto emocional como logísticamente.

10. Cultivar la esperanza

**Celebre las pequeñas victorias**: Tómese el tiempo necesario para reconocer y apreciar los días buenos y los progresos realizados.

**Mire al futuro**: Incluso ante la incertidumbre, mantenga una actitud positiva y espere que vengan días mejores.

Comprender y reconocer el impacto emocional de las enfermedades reumáticas es tan crucial como tratar sus manifestaciones físicas. La atención holística, que abarca tanto el cuerpo como la mente, es esencial para ofrecer a los pacientes la mejor calidad de vida posible.

## Técnicas de escucha y apoyo emocional

La escucha activa y el apoyo emocional son habilidades esenciales para cualquier profesional sanitario. Para las enfermeras de reumatología, son especialmente importantes debido a los complejos retos a los que se enfrentan los pacientes con enfermedades reumáticas. He aquí una exploración detallada de las técnicas para proporcionar un oído atento y un apoyo empático.

1. La escucha activa
   - **Concentración total**: Preste toda su atención a la persona que habla, sin distraerse.
   - **Evite interrumpir**: Deje que el paciente exprese plenamente sus pensamientos antes de responder.
   - **Reformular**: Reformule lo que el paciente ha dicho para demostrar que usted le ha entendido y para aclarar su mensaje.
2. Lenguaje no verbal
   - **Contacto visual**: Demuestre que está comprometido y atento.
   - **Postura abierta**: Mire al paciente y mantenga una postura relajada y no defensiva.
   - **Expresiones faciales**: Utilice expresiones faciales adecuadas para mostrar empatía.
3. Validación emocional
   - **Reconocimiento**: Mencione y reconozca las emociones del paciente, como "Eso parece realmente frustrante para usted".

**Evite restar importancia a las cosas**: No diga cosas como "No se preocupe" o "Todo irá bien".

4. Preguntas abiertas

**Fomente la expresión**: Formule preguntas que no puedan responderse con un simple "sí" o "no".

**Exploración**: "¿Puede contarme más sobre...?" o "¿Qué opina de esto?".

5. Ofrecer comodidad

**Empatía**: "Siento mucho que se sienta así".

**Tacto apropiado**: Una simple palmada en el hombro o una mano extendida pueden ser reconfortantes, con el consentimiento del paciente.

6. Gestionar los silencios

**Aceptar el silencio**: A veces los pacientes necesitan tiempo para formular sus pensamientos o afrontar sus emociones.

**No se precipite**: dé a los pacientes el espacio que necesitan para hablar a su propio ritmo.

7. Evitar los juicios

**Actitud neutral**: Aborde cada situación sin prejuicios ni opiniones preconcebidas.

**Respuesta objetiva**: Responda a las preocupaciones sin imponer sus propias creencias.

8. Proporcionar recursos

**Derivación**: Si es necesario, derive al paciente a profesionales especializados o a grupos de apoyo.

**Información**: Proporcione folletos o materiales educativos pertinentes.

9. Cuidarse a sí mismo

**Evite el agotamiento**: Reconozca los signos de agotamiento emocional y busque apoyo cuando sea necesario.

**Descompresión**: Tome descansos regulares y practique la meditación u otras técnicas de relajación.

10. Formación continua

**Talleres y formación**: Invierta tiempo en formación sobre comunicación empática, escucha activa y apoyo emocional.

**Feedback**: Pida a sus colegas o mentores un feedback regular para mejorar sus habilidades.

Al comprender y aplicar estas técnicas, las enfermeras pueden proporcionar un valioso apoyo a sus pacientes, ayudando a aliviar la carga emocional de la enfermedad reumática. Esto refuerza la confianza y la relación entre el paciente y el profesional, algo esencial para una atención eficaz e integral.

## Gestión de la depresión y la ansiedad asociadas a enfermedades crónicas

Trastornos del estado de ánimo como la depresión y la ansiedad coexisten con frecuencia con enfermedades crónicas, como las que se dan en reumatología. Estas afecciones pueden retroalimentarse mutuamente, creando un ciclo en el que la enfermedad exacerba los síntomas psicológicos y viceversa. Afortunadamente, los enfoques integrados pueden ayudar a controlar tanto la afección física como los trastornos del estado de ánimo asociados.

1. Reconocer los signos

**Síntomas de depresión**: Tristeza persistente, pérdida de interés, fatiga, sentimientos de desesperanza.

**Síntomas de ansiedad**: Tensión excesiva, preocupación, irritabilidad, problemas para dormir.

2. Comprender el vínculo

**Efectos fisiológicos**: cómo el dolor crónico y la inflamación pueden influir en la química cerebral.

**Impacto psicosocial**: limitaciones de la actividad, aislamiento social, pérdida de identidad vinculada a la enfermedad.

3. Enfoque médico

Antidepresivos y ansiolíticos: su papel en el tratamiento de los síntomas.

**Vigilancia de los efectos secundarios**: Posibles interacciones con medicamentos reumatológicos, ajustes de la dosis.

4. Psicoterapia

**Terapia cognitivo-conductual (TCC)**: trabajo sobre los patrones de pensamiento y el comportamiento.

**Terapia centrada en soluciones**: se centra en formas prácticas de afrontar los retos cotidianos.

5. Técnicas de relajación

**Meditación y atención plena**: Cultivar la presencia y la conciencia en el momento presente.

**Respiración profunda y visualización**: herramientas para reducir el estrés y la ansiedad.

6. Apoyo social

**Grupos de apoyo**: compartir experiencias con otras personas que se enfrentan a retos similares.

**Conecte con su familia y amigos**: Comunique abiertamente sus sentimientos y necesidades.

7. Actividad física adaptada

**Ejercicio suave**: El yoga, el tai chi y caminar pueden mejorar el estado de ánimo y reducir el dolor.

**Fortalecimiento muscular**: Ejercicios moderados para mejorar la fuerza y la movilidad.

8. Estrategias de afrontamiento

**Llevar un diario**: Escribir sus pensamientos y emociones puede proporcionarle una vía de escape.

**Arteterapia**: utilizar la pintura, el dibujo o la escultura como medio de expresión.

9. Educación del paciente

**Información sobre su enfermedad**: Comprender su enfermedad puede reducir la ansiedad y darle una sensación de control.

**Talleres y formación** : Aprenda técnicas de gestión del dolor y el estrés.

10. Colaboración interdisciplinar

**Equipo médico**: Reumatólogos, enfermeras, psiquiatras y terapeutas trabajando juntos.

**Desarrollar un plan de cuidados integrado**: Garantizar la gestión holística del paciente.

El tratamiento de la depresión y la ansiedad asociadas a las enfermedades crónicas requiere un enfoque integral. Centrándose en el tratamiento médico, el apoyo psicológico, las intervenciones conductuales y la educación, los profesionales sanitarios pueden ayudar a los pacientes a superar los complejos retos de la coexistencia de enfermedades físicas y mentales.

# CAPÍTULO 10

# PROCEDIMIENTOS QUIRÚRGICOS EN REUMATOLOGÍA

# ¿Cuándo es necesaria la cirugía?

En reumatología, por lo general la cirugía sólo se considera después de haber agotado las opciones de tratamiento conservador, o cuando éstas ya no pueden proporcionar un alivio adecuado. Sin embargo, la decisión de operar es compleja y debe considerarse junto con la naturaleza específica de la patología, el grado de deterioro y el nivel de dolor o incapacidad del paciente. Echemos un vistazo a las situaciones en las que puede recomendarse la cirugía.

1. Osteoartritis avanzada
    - **Deterioro del cartílago**: Cuando el cartílago entre las articulaciones está muy desgastado o falta.
    - **Artroplastia total**: Sustitución de la articulación, como un reemplazo total de cadera o rodilla.
2. Deformidades articulares
    - **Resultado de la artritis reumatoide**: deformidades progresivas que limitan la función articular.
    - **Sinovectomía**: extirpación del tejido sinovial inflamado para reducir el dolor y ralentizar la progresión de la deformidad.
3. Lesiones de tendones o ligamentos
    - **Roturas graves**: La rotura de tendones o ligamentos puede requerir una reparación quirúrgica.
    - **Reconstrucción**: Uso de injertos para sustituir los ligamentos desgarrados, como es habitual en las roturas del LCA (ligamento cruzado anterior).
4. Hernia discal
    - **Compresión nerviosa:** provoca dolor intenso, debilidad o pérdida de sensibilidad.
    - **Discectomía**: extirpación del disco herniado para aliviar la compresión sobre los nervios.
5. Estenosis espinal
    - **Canal vertebral estrecho** : Provoca compresión sobre la médula espinal.

**Laminectomía**: extirpación de una parte de la vértebra para ensanchar el canal raquídeo.

6. Tumores o crecimientos

**Tumores benignos o malignos**: Requieren extirpación para evitar la propagación o aliviar el dolor.

**Biopsia** : Extracción de una muestra de tejido con fines diagnósticos.

7. Infecciones articulares

**Artritis séptica**: Infección de la articulación que requiere cirugía para drenar el pus y administrar antibióticos.

8. Osteotomías

**Realineación ósea**: Para redistribuir el peso o mejorar la función articular.

9. Retraso o falta de unión del hueso

**Fracturas**: que no cicatrizan correctamente con un tratamiento conservador y requieren cirugía para estabilizar el hueso.

10. Problemas de fusión vertebral

**Espondilolistesis:** cuando una vértebra se desliza sobre otra.

**Artrodesis**: Fusión de vértebras para estabilizar la columna vertebral.

La decisión de optar por la cirugía debe tomarse siempre en consulta con un reumatólogo, un cirujano ortopédico o un neurocirujano, en función de la patología específica. Deben sopesarse cuidadosamente los beneficios y riesgos de la cirugía, el potencial de recuperación, así como las posibles alternativas. La cirugía puede ofrecer un alivio significativo y mejorar la calidad de vida, pero debe considerarse como parte de un plan de tratamiento global.

# Tipos de cirugía e indicaciones

En reumatología, a menudo se considera la cirugía para tratar problemas articulares y musculoesqueléticos que no responden al tratamiento médico convencional. A continuación se ofrece una lista no exhaustiva de los tipos de cirugía que se realizan habitualmente en reumatología, con sus principales indicaciones:

1. Artroplastia
   **Descripción**: Sustitución de una articulación dañada por una prótesis.
   **Indicaciones**: Osteoartritis avanzada, degeneración articular grave, ciertas formas de artritis reumatoide.
2. Sinovectomía
   **Descripción**: Extirpación quirúrgica del tejido sinovial inflamado.
   **Indicaciones** : Artritis reumatoide con inflamación sinovial crónica resistente al tratamiento médico.
3. Artroscopia
   **Descripción**: Uso de un tubo delgado con una cámara para examinar u operar en el interior de una articulación.
   **Indicaciones**: Diagnóstico de lesiones intraarticulares, reparación de ligamentos, extracción de fragmentos óseos o cartilaginosos.
4. Laminectomía
   **Descripción**: extirpación de una parte de la vértebra para aliviar la compresión nerviosa.
   **Indicaciones**: Estenosis espinal, hernias discales importantes.
5. Artrodesis (fusión)
   **Descripción**: Fusión de dos o más huesos para estabilizar o alinear una articulación.
   **Indicaciones**: Inestabilidad articular, dolor crónico, deformidades articulares.

6. Discectomía

**Descripción**: Extirpación de una hernia discal intervertebral para aliviar la compresión nerviosa.

**Indicaciones**: Hernia discal sintomática.

7. Osteotomía

**Descripción**: Corte quirúrgico y remodelación de un hueso para mejorar su alineación.

**Indicaciones**: Deformidad ósea, artrosis en una sección de la articulación.

8. Reparación de tendones o ligamentos

**Descripción**: Reparación quirúrgica de un tendón o ligamento desgarrado.

**Indicaciones**: Roturas completas o parciales, degeneración del tendón.

9. Artrotomía

**Descripción**: apertura quirúrgica de una articulación para su diagnóstico o tratamiento.

**Indicaciones**: Extirpación de masas, biopsias, exploración articular.

10. Cirugía de la artritis séptica

**Descripción**: Apertura y drenaje de una articulación infectada.

**Indicaciones**: Infección articular aguda o artritis séptica.

11. Resección ósea

**Descripción**: extirpación de una parte del hueso.

**Indicaciones**: Tumores óseos, osteomielitis crónica, deformidades óseas.

12. Injertos óseos

**Descripción**: Trasplante de tejido óseo para sustituir el hueso faltante o dañado.

**Indicaciones**: Fracturas no consolidadas, defectos óseos importantes.

Cada uno de estos tipos de cirugía tiene sus propios beneficios, riesgos y consideraciones postoperatorias. Por lo tanto, es esencial que los pacientes estén informados y discutan sus opciones con un cirujano ortopédico especializado antes de tomar una decisión.

# El papel de la enfermera frontal, durante y después de la cirugía

El papel de la enfermera en el proceso quirúrgico es vital. Su participación no sólo garantiza el bienestar y la seguridad del paciente, sino que también asegura una comunicación eficaz entre el equipo médico, el paciente y su familia.

1. Antes de la cirugía (preoperatorio)

**Evaluación inicial**: Recopilar historial médico, alergias, medicación actual y cualquier otra información relevante.

**Educación del paciente**: Informar al paciente sobre el procedimiento, los riesgos, los beneficios y el proceso de recuperación.

**Preparación física**: Comprobación de las constantes vitales, preparación de la zona quirúrgica y administración de medicación preoperatoria si es necesario.

**Preparación emocional**: tranquilizar al paciente, responder a sus preguntas y preocupaciones.

**Coordinación**: Asegurarse de que se han realizado todas las pruebas necesarias, de que se han firmado los consentimientos y de que el equipo quirúrgico dispone de toda la información necesaria.

2. Durante la cirugía (intraoperatorio)

**Asistencia**: Ayudar al cirujano y al equipo quirúrgico durante la operación.

**Monitorización**: Control de las constantes vitales del paciente, administración de medicación y líquidos según las indicaciones.

**Comunicación**: Actuar como enlace entre el quirófano y la familia del paciente, si es necesario.

**Gestión del instrumental**: Garantizar la limpieza, esterilidad y disponibilidad del instrumental quirúrgico.

3. Después de la cirugía (postoperatorio)

**Monitorización inicial**: Vigile de cerca los signos vitales, observe si hay dolor, hemorragia u otras complicaciones.

**Cuidado de heridas**: Limpiar, revisar y vendar las heridas quirúrgicas, asegurándose de que no haya infección.

**Tratamiento del dolor**: Administre analgésicos según lo prescrito y evalúe regularmente el nivel de dolor del paciente.

**Educación postoperatoria**: Informar al paciente sobre los cuidados en casa, los signos de complicaciones a los que debe estar atento y la medicación postoperatoria.

**Rehabilitación**: Ayudar al paciente con ejercicios o movimientos de fisioterapia para favorecer la curación.

**Preparar el alta**: Organizar el alta del paciente, asegurándose de que todas las instrucciones postoperatorias estén claras y de que el paciente tenga acceso a un seguimiento médico adecuado.

**Apoyo emocional**: ofrecer apoyo psicológico, escuchar las preocupaciones y preguntas de los pacientes y sus familiares.

El papel de la enfermera de cirugía reumatológica es multidimensional y esencial en todas las fases del proceso quirúrgico. Gracias a su experiencia clínica y a un enfoque centrado en el paciente, la enfermera contribuye en gran medida a la seguridad, la recuperación y la satisfacción general del paciente.

# Capítulo 11

# EL PAPEL DE LA NUTRICIÓN Y ESTILO DE VIDA

# Dieta antiinflamatoria

La inflamación es la respuesta natural del organismo al estrés, como una infección o una lesión. Sin embargo, la inflamación crónica puede contribuir a la aparición de muchas enfermedades, incluidas ciertas enfermedades reumáticas. Una dieta antiinflamatoria tiene como objetivo reducir la inflamación crónica y favorecer la salud en general.

1. Fundamentos de la dieta antiinflamatoria

**De naturaleza holística**: Se trata menos de centrarse en alimentos individuales y más de adoptar un enfoque holístico de la alimentación.

**Equilibrio**: Siga una dieta equilibrada rica en nutrientes esenciales.

**Variedad**: Elija alimentos variados para obtener toda la gama de vitaminas, minerales y antioxidantes.

2. Alimentos favoritos

**Pescado azul:** como el salmón, la caballa y las sardinas, ricos en omega-3.

**Frutas y verduras de colores**: Llenas de antioxidantes. Por ejemplo, las bayas, las espinacas y el brócoli.

**Frutos secos y semillas**: Las almendras, las nueces, el lino y las semillas de chía son buenas fuentes de omega-3 y fibra.

**Aceites saludables**: Como el aceite de oliva, que tiene propiedades antiinflamatorias.

**Cereales integrales**: Como la quinoa, la avena y el arroz integral.

**Legumbres**: Las lentejas, los garbanzos y las alubias son ricos en fibra y proteínas.

**Especias y hierbas**: la cúrcuma, el jengibre, el ajo y la canela tienen propiedades antiinflamatorias.

3. Alimentos que debe limitar o evitar

- **Azúcares añadidos**: Se encuentran en refrescos, dulces y pasteles.
- **Carnes procesadas:** Como las salchichas y el beicon.
- **Aceites hidrogenados**: Presentes en productos industriales, contienen ácidos grasos trans.
- **Alimentos fritos**: Freír aumenta la inflamación.
- **Gluten y productos lácteos**: Para algunas personas, estos alimentos pueden exacerbar la inflamación.

4. Hidratación

- El agua es esencial para que el organismo funcione correctamente. Se recomienda beber al menos 2 litros de agua al día, en función de las necesidades individuales.

5. Alcohol

- Beba con moderación. El abuso de alcohol puede aumentar la inflamación.

6. Consideraciones generales

- **Consulta**: Antes de iniciar una dieta específica, siempre es aconsejable consultar a un nutricionista o profesional sanitario.
- **Escuche a su cuerpo**: Cada persona es única. Es importante observar cómo reacciona su cuerpo a ciertos alimentos y ajustar su dieta en consecuencia.
- **Enfoque global**: Una dieta antiinflamatoria debe complementarse con otros hábitos saludables, como el ejercicio regular y la gestión del estrés.

Incorporando estos principios y eligiendo alimentos sanos, es posible apoyar al organismo en su lucha contra la inflamación y mejorar la salud en general.

# La importancia de un ejercicio físico adecuado

El papel del ejercicio en el tratamiento de las enfermedades reumáticas es crucial. Aunque la idea de hacer ejercicio pueda parecer contraintuitiva, sobre todo cuando se lucha contra el dolor y la rigidez, la actividad física adaptada ofrece muchos beneficios, tanto físicos como psicológicos.

1. Mejorar la función musculoesquelética
   **Fortalecimiento muscular**: Un músculo fuerte sujeta mejor las articulaciones, reduciendo la carga sobre ellas.
   **Flexibilidad**: Los estiramientos regulares mejoran la flexibilidad, reduciendo la rigidez de las articulaciones y aumentando la amplitud de movimiento.
   **Estabilidad**: Los ejercicios de equilibrio pueden ayudar a prevenir las caídas, especialmente en personas con osteoporosis.
2. Control del dolor
   **Liberación de endorfinas**: El ejercicio estimula la producción de endorfinas, los analgésicos naturales del organismo.
   **Reducción de la inflamación**: La actividad física regular puede reducir la inflamación a largo plazo.
3. Beneficios cardiovasculares
   Muchas afecciones reumatológicas se asocian a un mayor riesgo de enfermedad cardiovascular. El ejercicio ayuda a controlar este riesgo mejorando la circulación, reduciendo la presión arterial y mejorando el perfil lipídico.
4. Gestión del peso
   El exceso de peso ejerce una presión adicional sobre las articulaciones, en particular las de las caderas y las rodillas. El ejercicio ayuda a controlar el peso, reduciendo la carga sobre las articulaciones.

5. Salud mental y bienestar

**Reducción de la depresión y la ansiedad**: Se sabe que la actividad física reduce los síntomas depresivos y de ansiedad.

**Mejora del sueño**: El ejercicio regular puede mejorar la calidad del sueño, que es crucial para la regeneración y recuperación del organismo.

6. Promover la independencia funcional

La mejora de la fuerza, el equilibrio y la movilidad puede ayudar a una persona a mantener su independencia, facilitándole las actividades cotidianas.

7. Consideraciones para el ejercicio adaptado

**Evaluación inicial**: Antes de comenzar un programa de ejercicios, es esencial consultar a un fisioterapeuta o profesional sanitario.

**Individualización**: Cada persona es única y su programa de ejercicios debe adaptarse a sus necesidades, capacidades y limitaciones.

**Integración de diferentes tipos de ejercicio**: Combinación de aeróbic, fortalecimiento, equilibrio y estiramientos.

**Escuche a su cuerpo**: Es crucial reconocer las señales de su cuerpo y distinguir entre el dolor beneficioso para el ejercicio y el que indica una posible lesión.

El ejercicio adecuado es una parte esencial de la gestión de las enfermedades reumáticas. No sólo ofrece beneficios físicos, sino que también desempeña un papel crucial en el bienestar emocional y la calidad de vida general de los enfermos.

# Hábitos de vida y su impacto en las enfermedades reumáticas

Los hábitos de vida son las elecciones y prácticas diarias que influyen en nuestro bienestar general. Cuando se trata de enfermedades reumáticas, ciertos hábitos pueden agravar o aliviar la progresión y los síntomas de la enfermedad.

1. Nutrición y alimentación

   **Dieta inflamatoria**: Las dietas ricas en azúcar, grasas saturadas y alimentos procesados pueden exacerbar la inflamación.

   **Dieta antiinflamatoria**: Una dieta rica en verduras, fruta, pescado azul y frutos secos puede ayudar a reducir la inflamación.

2. Actividad física

   **Estilo de vida sedentario**: La falta de actividad física puede provocar una pérdida de fuerza muscular y un aumento de la rigidez articular.

   **Ejercicio regular**: Como ya se ha mencionado, el ejercicio adecuado es crucial para controlar y prevenir los síntomas reumáticos.

3. Dormir

   **Falta de sueño**: La falta de descanso adecuado puede agravar el dolor y la fatiga.

   **Higiene del sueño**: Una rutina de sueño regular, un entorno adecuado y la gestión de los trastornos del sueño pueden mejorar la calidad del sueño.

4. Gestión del estrés

   **Estrés crónico**: Puede agravar la inflamación y los síntomas asociados.

   **Técnicas de relajación**: El yoga, la meditación, la respiración profunda y otras técnicas pueden ayudar a reducir el estrés.

5. Consumo de tabaco y alcohol

**Fumar**: El tabaquismo se asocia a un mayor riesgo de desarrollar ciertas enfermedades reumáticas y puede agravar sus síntomas.

**Alcohol**: Si se consume en exceso, puede interactuar con la medicación y agravar la enfermedad.

6. Peso corporal

**Sobrepeso/Obesidad**: Ejerce una presión adicional sobre las articulaciones que soportan peso y se asocia a un aumento de la inflamación.

**Peso saludable**: Mantener un peso óptimo reduce la tensión en las articulaciones y puede reducir la inflamación.

7. Medicamentos y suplementos

**Autocontrol**: Tomar medicamentos sin receta o contraindicados puede empeorar los síntomas.

**Consulta médica**: Consulte siempre a un profesional sanitario antes de iniciar o modificar cualquier tratamiento.

8. Salud mental

**Aislamiento/retiro social**: El dolor crónico puede llevar al aislamiento, agravando los síntomas depresivos.

**Apoyo social**: Participar en grupos de apoyo, consultar a un profesional de la salud mental y mantener una interacción social puede mejorar el bienestar general.

9. Exposición medioambiental

**Factores ambientales**: Ciertos factores, como el frío o la humedad, pueden exacerbar los síntomas en algunas personas.

Los hábitos de vida desempeñan un papel predominante en el tratamiento de las afecciones reumáticas. Reconocer y adaptar estos hábitos puede influir enormemente en la calidad de vida de los afectados. La concienciación y el compromiso activo de adoptar un estilo de vida saludable son esenciales para una gestión óptima de las enfermedades reumáticas.

# Capítulo 12

# GESTIÓN
# DE
# SITUACIONES
# DE
# EMERGENCIA

# Identificación de situaciones de emergencia en reumatología

Aunque la reumatología se ocupa principalmente de las afecciones crónicas, hay situaciones que requieren una intervención médica inmediata. Estas urgencias pueden deberse a una exacerbación aguda de una enfermedad crónica o a una complicación asociada a una patología o tratamiento. He aquí algunas urgencias reumatológicas comunes:

1. Ataque severo de gota
   - Síntomas: Dolor intenso, enrojecimiento, calor, hinchazón, a menudo en el dedo gordo del pie.
   - Preocupación: El dolor puede ser insoportable y requerir un tratamiento antiinflamatorio rápido.
2. Vasculitis con daño de órganos vitales
   - Síntomas: Dependiendo del órgano afectado, pueden incluir dificultad respiratoria, dolor abdominal agudo, trastornos neurológicos.
   - Preocupación: Puede provocar un fallo orgánico y requerir una intervención rápida.
3. Infección en una articulación protésica
   - Síntomas: Dolor, hinchazón, calor y enrojecimiento alrededor de la articulación protésica, posiblemente con fiebre.
   - Preocupación: Las infecciones suelen requerir cirugía y antibióticos intravenosos.
4. Osteoporosis con fractura
   - Síntomas: Dolor repentino, incapacidad para mover la zona afectada, deformidad.
   - Preocupación: Algunas fracturas, como las de cadera, requieren una intervención quirúrgica urgente.
5. Compresión medular
   - Síntomas: Dolor intenso de espalda o cuello, debilidad o entumecimiento de las extremidades, dificultad para caminar, incontinencia.

Preocupación: A menudo requiere cirugía de urgencia para evitar daños permanentes.

6. Reagudización del lupus con afectación renal o neurológica

Síntomas: Aumento repentino de edemas, hipertensión, confusión, convulsiones.

Preocupación: Estas afecciones pueden ser rápidamente progresivas y poner en peligro la vida.

7. Complicaciones de los fármacos inmunomoduladores

Síntomas: Fiebre, escalofríos, dolor torácico, dificultad respiratoria, erupción cutánea grave, ictericia.

Preocupación: Algunos medicamentos utilizados en reumatología pueden causar efectos secundarios graves que requieren atención médica inmediata.

8. Síndrome de temporalitis (arteritis de células gigantes)

Síntomas: fuertes dolores de cabeza, dolor de mandíbula al masticar, problemas visuales.

Preocupación: Si no se trata a tiempo, esta enfermedad puede provocar ceguera permanente.

La capacidad de identificar rápidamente estas urgencias reumatológicas es esencial para los profesionales sanitarios y los pacientes. El tratamiento rápido de estas situaciones puede marcar una diferencia significativa en el pronóstico y la calidad de vida del paciente. En caso de duda sobre la gravedad de una situación, siempre es aconsejable consultar a un profesional sanitario.

# Primeros auxilios e intervención rápida

Ante una urgencia reumatológica, es esencial saber prestar los primeros auxilios y actuar con rapidez para limitar las complicaciones y ofrecer al paciente las mejores posibilidades de recuperación. He aquí algunas pautas generales para algunas de las situaciones de emergencia mencionadas anteriormente:

1. Ataque severo de gota

**Intervenciones**: Eleve la pierna o el brazo afectado, aplique hielo, evite poner peso sobre la zona afectada.

**Medicación**: Administre antiinflamatorios no esteroideos (AINE) si el paciente no tiene contraindicaciones.

2. Vasculitis con daño de órganos vitales

**Intervenciones**: Hospitalización inmediata. Vigilancia médica estrecha para evaluar los daños en los órganos.

**Medicación**: Pueden ser necesarios corticosteroides y/o inmunosupresores.

3. Infección en una articulación protésica

**Intervenciones**: Inmovilización de la articulación, hospitalización para evaluación y tratamiento.

**Medicación** : Antibióticos intravenosos.

4. Osteoporosis con fractura

**Intervenciones**: Inmovilización de la zona fracturada, transporte suave para evaluación médica.

**Medicación** : Analgésicos para el dolor.

5. Compresión medular

**Intervenciones**: Inmovilización del paciente, transporte en posición estable a una unidad de urgencias.

**Medicación**: Pueden administrarse corticosteroides para reducir la inflamación.

6. Reagudización del lupus con afectación renal o neurológica

**Intervenciones**: Hospitalización para seguimiento y tratamiento.

**Medicación**: Pueden administrarse corticosteroides y/o inmunosupresores.

7. Complicaciones de los fármacos inmunomoduladores
  **Intervenciones** : Interrupción del fármaco en cuestión, evaluación médica inmediata.
  **Medicación**: El tratamiento dependerá de la naturaleza de la complicación.
8. Síndrome de temporalitis (arteritis de células gigantes)
  **Intervenciones** : Consulta médica de urgencia.
  **Medicación**: Dosis altas de corticosteroides para prevenir la pérdida de visión.
Consejos Generales :
  Tenga siempre una lista actualizada de los medicamentos del paciente.
  En caso de duda, consulte a un profesional sanitario lo antes posible o acuda al hospital.
  No dude nunca en llamar a una ambulancia si la situación parece grave o si el transporte por sus propios medios es arriesgado.

Aunque estas intervenciones iniciales son cruciales, es esencial que los pacientes con afecciones reumáticas sean controlados regularmente por un especialista para prevenir y gestionar adecuadamente las situaciones de emergencia. La formación continua de los profesionales sanitarios y de los propios pacientes puede contribuir en gran medida a una gestión óptima de estas situaciones.

# Comunicación con el equipo médico en caso de emergencia

La gestión eficaz de una emergencia médica no sólo depende de una intervención médica rápida, sino también de una comunicación clara y eficaz dentro del equipo médico. Tanto si es usted un paciente, un familiar o un profesional sanitario, saber cómo comunicarse con el equipo médico en una emergencia es esencial.

1. Claridad ante todo

    **¿Por qué es importante?** En una emergencia, cada segundo cuenta. Evite los detalles superfluos y vaya directamente al grano.

    **Consejo**: Utilice el método "SBAR": Situación, Antecedentes, Evaluación, Recomendación.

2. Utilice un lenguaje sencillo y preciso

    **¿Por qué es importante?** Aunque la jerga médica puede ser relevante entre los profesionales sanitarios, puede crear confusión en situaciones de emergencia.

    **Consejo**: Si no conoce el término técnico, describa el síntoma o la situación lo mejor que pueda.

3. Sea consciente de su lenguaje no verbal

    **¿Por qué es importante?** Su lenguaje corporal y su tono pueden influir en la recepción de su mensaje.

    **Consejo**: Mantenga el contacto visual, hable con calma y gesticule adecuadamente.

4. Validación bidireccional

    **¿Por qué es importante? Debe** asegurarse de que el destinatario ha entendido el mensaje tal y como estaba previsto.

    **Consejo**: Pida a la persona que repita lo que acaba de decir o hágale preguntas para confirmar que lo ha entendido.

5. Prepárese

    **¿Por qué es importante?** Tener a mano toda la información relevante del paciente puede acelerar el proceso de tratamiento.

    **Consejo**: Mantenga una lista actualizada de la medicación del paciente, su historial médico y sus alergias.

6. Fomentar la comunicación abierta

    **¿Por qué es importante?** Cada miembro del equipo médico, ya sean enfermeras, médicos u otros profesionales de la salud, tiene un papel único y una perspectiva valiosa.

**Consejo**: Fomente el debate abierto y el intercambio de información, y respete las contribuciones de todos.

7. Pida aclaraciones si es necesario

**¿Por qué es importante?** Si algo no está claro, es mejor hacer preguntas ahora que tener malentendidos después.

**Consejo**: Si no entiende un término o una instrucción, pida una explicación.

La comunicación es una piedra angular de la atención médica, especialmente en situaciones de emergencia. Asegurándose de ser claro, conciso y abierto a la colaboración, puede contribuir a garantizar una atención eficaz y segura para el paciente. La formación continua en comunicación también puede ser beneficiosa para los profesionales sanitarios, para mejorar sus habilidades y asegurarse de que están preparados para cualquier emergencia.

# Capítulo 13

# PREVENCIÓN EN REUMATOLOGÍA

# Sensibilización y educación prevención

Aunque las enfermedades reumáticas pueden tener un componente genético, también influyen en ellas factores ambientales y de comportamiento. Por lo tanto, concienciar y educar a los pacientes y a la población en general sobre la prevención es un paso esencial para reducir la incidencia de estas enfermedades, retrasar su aparición o reducir su gravedad.

1. Entender las enfermedades reumáticas

**¿Por qué es importante?** El primer paso en la prevención es comprender lo que intentamos prevenir.

**Consejo**: Organice regularmente talleres o sesiones informativas para los pacientes, sus familias y la comunidad.

2. Importancia de la detectabilidad precoz

**¿Por qué es importante?** Una intervención precoz puede evitar complicaciones graves y preservar la calidad de vida.

**Consejo**: Eduque a la gente sobre los signos y síntomas comunes de las enfermedades reumáticas y anímela a buscar consejo médico rápidamente si sospecha algo.

3. El papel de la nutrición

**¿Por qué es importante?** Una dieta equilibrada puede ayudar a prevenir ciertas enfermedades reumáticas.

**Consejo**: Céntrese en una dieta rica en omega-3 y baja en azúcar y alimentos procesados. Fomente el consumo de verduras de hoja verde, pescado azul y frutos secos.

4. La importancia de la actividad física

**¿Por qué es importante?** El movimiento regular ayuda a mantener las articulaciones flexibles y los músculos fuertes.

**Consejo**: introduzca programas de ejercicio adaptados a diferentes grupos de edad y niveles de habilidad.

5. Evitar los factores de riesgo modificables

**¿Por qué es importante?** Fumar, consumir alcohol en exceso y tener sobrepeso son factores de riesgo modificables.

**Consejo**: Ofrezca programas para dejar de fumar, moderar el consumo de alcohol y controlar el peso.

6. Sensibilización sobre los medicamentos

**¿Por qué es importante?** Ciertos medicamentos pueden aumentar el riesgo de padecer enfermedades reumáticas o empeorar sus síntomas.

**Consejo**: Infórmese sobre la importancia de informar a su médico de todos los medicamentos que toma, incluidos los remedios naturales.

7. Protección conjunta

**¿Por qué es importante? Las** lesiones pueden precipitar o agravar una afección reumática.

**Consejo**: Conciencie sobre la importancia de los equipos de protección en el deporte y aconseje sobre las buenas posturas en el trabajo y en casa.

La educación preventiva en reumatología es una inversión a largo plazo. Dotando a las personas de las herramientas y los conocimientos que necesitan para cuidar su salud musculoesquelética, podemos reducir la incidencia y la gravedad de las enfermedades reumáticas, mejorando así la calidad de vida y reduciendo la carga de los sistemas sanitarios.

# Programas de prevención
# para grupos de riesgo

Identificar y dirigirse a los grupos reumatológicos de riesgo es esencial para poner en marcha programas de prevención eficaces. Estos programas están diseñados para anticipar, identificar precozmente y gestionar los factores de riesgo con el fin de minimizar la probabilidad de desarrollar una enfermedad reumática o reducir su gravedad.

1. Identificación de los grupos de riesgo
   **Factores genéticos**: Individuos con antecedentes familiares de enfermedades reumáticas.
   **Factores de comportamiento**: Las personas con un estilo de vida sedentario, que fuman o beben en exceso.
   **Factores ocupacionales**: Individuos que trabajan en ocupaciones que requieren un esfuerzo físico repetitivo o posturas inadecuadas.
2. Campañas de sensibilización
   **Revisiones médicas regulares**: Fomente las revisiones médicas anuales para una detección precoz.
   **Folletos y talleres**: Difunda información sobre los síntomas, los riesgos y la prevención.
3. Programas de formación en el trabajo
   **Ergonomía**: Curso sobre la adaptación de los puestos de trabajo para reducir la tensión en las articulaciones.
   **Talleres de postura**: Enseñanza de buenas prácticas para levantarse, sentarse y estar de pie.
4. Intervenciones nutricionales
   **Consejos dietéticos**: Ofrezca consejos sobre una dieta equilibrada rica en antiinflamatorios naturales.

**Programas de control del peso**: Ayudar a las personas con sobrepeso a alcanzar y mantener un peso saludable.

5. Programas de ejercicios adaptados

**Gimnasia suave**: clases de yoga o pilates para mejorar la flexibilidad.

**Ejercicios de fortalecimiento**: Entrenamiento para fortalecer los músculos que rodean las articulaciones.

6. Dejar de fumar y moderación con el alcohol

**Programas de apoyo**: Grupos de abstinencia, terapias conductuales y medicación.

7. Sensibilizar a los profesionales sanitarios

**Formación continua**: Actualizar los conocimientos de los profesionales sanitarios sobre los últimos avances en prevención.

8. Programas comunitarios

**Grupos de apoyo**: Cree grupos para compartir experiencias y consejos.

**Talleres educativos**: Organice talleres regulares en escuelas, centros de la tercera edad y otras instituciones.

Establecer programas de prevención para los grupos de riesgo es un enfoque proactivo de la salud pública en reumatología. Al dirigirse específicamente a las personas con mayor riesgo de desarrollar enfermedades reumáticas y proporcionarles los recursos y conocimientos necesarios, es posible reducir la incidencia de estas enfermedades y mejorar la calidad de vida de muchas personas.

# Vacunas y profilaxis específicas para reumatología

Los pacientes con enfermedades reumáticas, en particular los que reciben inmunosupresores o agentes biológicos, pueden tener un sistema inmunitario debilitado. Esto les hace más vulnerables a ciertas infecciones. Por ello, la vacunación y otras medidas profilácticas son esenciales para proteger a estos pacientes.

1. Importancia de la vacunación

**Menor riesgo de infección**: Los pacientes reumáticos suelen ser más susceptibles a las infecciones debido a la propia enfermedad o a la medicación que toman.

**Prevención de complicaciones**: Ciertas infecciones pueden agravar las enfermedades reumáticas o interferir en su tratamiento.

2. Vacunas recomendadas

**Gripe**: Vacunación anual para protegerse contra la gripe estacional.

**Neumococo:** Contra las infecciones neumocócicas como la neumonía.

**Herpes** zóster: Para prevenir el herpes zóster, sobre todo en pacientes de edad avanzada o en tratamiento con fármacos inmunosupresores.

**VHB y VHC**: En pacientes con riesgo de exposición.

**VPH**: Para mujeres jóvenes y algunos hombres jóvenes, para prevenir los cánceres asociados al virus.

3. Vacunas que debe evitar

**Vacunas vivas atenuadas**: como la vacuna oral contra la poliomielitis o la vacuna BCG, que podrían causar infecciones en personas inmunodeprimidas.

4. Consideraciones sobre el calendario de vacunaciones

Antes de iniciar el tratamiento inmunosupresor, suele ser el mejor momento para administrar las vacunas.

Para algunas vacunas, puede ser necesario esperar un cierto periodo de tiempo después de interrumpir o antes de iniciar el tratamiento inmunosupresor.

5. Profilaxis antiinfecciosa

**Antibióticos profilácticos**: Para pacientes con alto riesgo de infecciones bacterianas.

**Antifúngicos**: En pacientes sometidos a terapia inmunosupresora y con riesgo de infecciones fúngicas.

**Profilaxis de la malaria**: Para pacientes que viajan a zonas donde la malaria es endémica.

6. Educación del paciente

**Comprender la importancia**: Explique por qué las vacunas y la profilaxis son cruciales.

**Efectos secundarios**: Información sobre los posibles efectos secundarios y a qué debe prestar atención.

**Mantenerse al día**: Anime a los pacientes a mantener al día sus registros de vacunación.

7. Seguimiento médico

**Pruebas serológicas**: para comprobar la inmunidad contra determinadas enfermedades tras la vacunación.

**Revisiones periódicas**: Para detectar cualquier signo de infección o complicación en una fase temprana.

La gestión de las enfermedades reumáticas no se limita al tratamiento de la enfermedad en sí. Tener en cuenta los aspectos preventivos, como la vacunación y la profilaxis, es esencial para garantizar el manejo global del paciente, reducir los riesgos asociados y mejorar su calidad de vida.

# Capítulo 14

# ENSEÑANZA
# Y
# FORMACIÓN
# EN
# REUMATOLOGÍA

# Papel de la enfermera formadora

En el siempre cambiante mundo de la medicina, la formación continua es crucial para garantizar la prestación de unos cuidados de calidad. El enfermero educador desempeña un papel fundamental en este sentido, garantizando que los enfermeros actuales y futuros estén debidamente equipados con las habilidades y los conocimientos que necesitan para sobresalir en su profesión.

1. Introducción a la formación en enfermería
    **Historia**: Cómo ha evolucionado el papel de la enfermera educadora a lo largo del tiempo.
    **Importancia**: Por qué la educación es esencial en la práctica de la enfermería.
2. Desarrollo de programas de formación
    **Análisis de las necesidades**: identificar las áreas en las que se necesita formación.
    **Desarrollo curricular**: Creación de programas de estudio adaptados a las necesidades identificadas.
3. Técnicas de enseñanza
    **Teórico frente a práctico**: equilibrar la enseñanza en el aula con la formación clínica.
    **Métodos interactivos**: Uso de simulaciones, estudios de casos y debates en grupo.
4. Evaluación y retroalimentación
    **Evaluaciones periódicas**: para garantizar que las enfermeras adquieren las competencias necesarias.
    **Retroalimentación constructiva**: Proporcionar retroalimentación para mejorar las habilidades y los conocimientos.
5. Formación continua y especializada
    **Talleres y seminarios**: Organización de sesiones para presentar las últimas innovaciones e investigaciones.

**Especialidades de enfermería**: Formación de enfermeras en campos específicos como la pediatría, la oncología o la reumatología.

6. Tutoría y entrenamiento

**Orientación para nuevos enfermeros**: guiar a los nuevos empleados a través de las complejidades de su función.

**Desarrollo profesional**: Ayudar a las enfermeras a identificar y alcanzar sus objetivos profesionales.

7. Colaboración interprofesional

Trabajar con otros profesionales sanitarios: garantizar una formación coherente y completa.

**Intercambios interdisciplinarios**: Organizar sesiones conjuntas con otros profesionales sanitarios para fomentar el entendimiento mutuo.

8. Vigilancia científica y tecnológica

**Mantenerse al día**: Estar al día de los últimos avances en cuidados de enfermería y tecnología médica.

**Integración de nuevas técnicas**: adaptación de la formación a las nuevas metodologías y tecnologías.

9. Gestión y logística

**Planificación**: Organización de sesiones de formación para satisfacer las necesidades del personal.

**Recursos**: Gestión de los manuales, equipos y otros recursos necesarios para la formación.

10. Retos y soluciones

**Resistencia al cambio**: Afrontar las barreras al aprendizaje.

**Evolución constante**: Adaptar los programas de formación a los rápidos cambios en el ámbito médico.

La enfermera educadora es un pilar del sistema sanitario, ya que garantiza que las enfermeras no sólo sean competentes, sino que confíen en su capacidad para ofrecer unos cuidados excepcionales. Mediante la formación, la tutoría y la inteligencia profesional, ayudan a formar a la próxima generación de enfermeras y garantizan la excelencia en la atención al paciente.

## Métodos y herramientas de enseñanza específicos para la reumatología

Dada su complejidad y naturaleza interdisciplinar, la formación en reumatología requiere un enfoque docente específico. Este enfoque se basa en una combinación de métodos tradicionales e innovadores para proporcionar una experiencia de aprendizaje enriquecedora. Profundicemos en estos métodos y herramientas especialmente adaptados a la enseñanza de la reumatología.

1. Simulaciones clínicas
   - **Maniquíes de alta fidelidad**: Simulación de escenarios de pacientes reumáticos para la práctica asistencial.
   - **Escenarios de dolor crónico**: Cómo ayudar a las enfermeras a comprender y tratar el dolor asociado a las afecciones reumatológicas.
2. Talleres prácticos
   - **Inyecciones intraarticulares**: Talleres dedicados a técnicas de inyección específicas.
   - **Fisioterapia**: Talleres para aprender técnicas de rehabilitación específicas para la reumatología.
3. Estudios de casos
   - **Debates interprofesionales**: Análisis de casos reales para desarrollar habilidades de diagnóstico y tratamiento.
   - **Retroalimentación**: para que las enfermeras puedan debatir sus propios casos, retos y soluciones.

4. Módulos de aprendizaje electrónico

**Vídeos explicativos**: Sobre temas como la fisiopatología de las enfermedades reumáticas.

**Cuestionarios interactivos**: Compruebe la comprensión y refuerce el aprendizaje.

5. Anatomía 3D y realidad virtual

**Modelos de articulaciones en 3D**: Para comprender cómo funcionan las articulaciones y cómo se ven afectadas.

**Simulaciones de realidad virtual**: ofrecen una inmersión total en escenarios clínicos.

6. Talleres de escucha y comunicación

**Juegos de rol**: simulación de consultas para mejorar las habilidades de comunicación con los pacientes.

**Formación en empatía**: técnicas específicas para comprender y gestionar las emociones de los pacientes que sufren dolor crónico.

7. Periódico del club

**Presentación de artículos recientes**: Promover el seguimiento científico y compartir los últimos avances en reumatología.

**Debates críticos**: Analizar y debatir nuevos métodos de tratamiento y estudios de casos.

8. Talleres de gestos y posturas

**Prevención de trastornos musculoesqueléticos**: Técnicas para evitar lesiones al manipular pacientes.

**Ergonomía hospitalaria**: adaptar el entorno de trabajo para garantizar la seguridad de cuidadores y pacientes.

9. Orientación y tutoría

**Programa de coaching**: enfermeras con experiencia guían a las novatas en su trayectoria profesional en reumatología.

**Intercambios regulares**: Sesiones dedicadas a la retroalimentación y a la resolución de problemas.

10. Plataformas de colaboración
Foros en línea: un lugar para debatir casos, compartir recursos y plantear preguntas.
Seminarios web temáticos: presentaciones en línea sobre temas específicos impartidas por expertos.

La formación en reumatología requiere un enfoque holístico que abarque tanto las competencias técnicas como las humanas. Gracias a una acertada combinación de métodos y herramientas pedagógicas, es posible ofrecer a los enfermeros una formación completa y adaptada a las especificidades de la reumatología, que les permita proporcionar los mejores cuidados posibles a sus pacientes.

# Comentarios y mejores prácticas en formación

La formación en reumatología, como en otros campos de la medicina, evoluciona constantemente con los avances en tecnología, técnicas y métodos de enseñanza. Además de los conocimientos teóricos, es fundamental dar prioridad a los comentarios y a las mejores prácticas. Estos elementos no sólo ayudan a mejorar la calidad de la enseñanza, sino también a adaptar los cursos de formación a las necesidades reales de los profesionales sanitarios.

1. La importancia del testimonio real
Experiencias reales de las enfermeras: Compartir historias reales enriquece la formación al poner de relieve los retos concretos y las soluciones adoptadas.
Testimonios de pacientes: Ofrecen una visión única del tratamiento de las enfermedades reumáticas y

subrayan la importancia de las relaciones en la asistencia.

2. Aprender haciendo

**Prácticas clínicas**: Las situaciones reales siguen siendo uno de los mejores métodos de aprendizaje, ya que permiten aplicar los conocimientos en un contexto práctico.

**Talleres prácticos**: Proporcionan un entorno seguro en el que practicar y dominar los procedimientos técnicos específicos de la reumatología.

3. Valoración de errores

**Análisis de la situación**: echar la vista atrás a los errores del pasado nos ayuda a comprender las causas y evitar repetirlos.

**Retroalimentación constructiva**: Fomentar un entorno en el que la retroalimentación se da y se recibe de forma positiva favorece el aprendizaje continuo.

4. Actualización constante de los conocimientos

**Formación continua**: La reumatología es un campo en evolución y los cursos de formación deben actualizarse periódicamente.

**Participación en conferencias y simposios**: Estos eventos reúnen a expertos de distintos ámbitos y brindan la oportunidad de descubrir los últimos avances.

5. El uso de tecnologías modernas

**Plataformas de e-learning**: Los medios digitales proporcionan un acceso flexible y personalizado a la formación.

**Realidad virtual**: La inmersión en situaciones simuladas refuerza el aprendizaje y le prepara mejor para las situaciones de la vida real.

6. La importancia de una enseñanza activa

**Métodos participativos**: Animar a los alumnos a tomar parte activa refuerza su compromiso y favorece la memorización.

**Trabajo en grupo**: fomenta el debate, la colaboración y el aprendizaje mutuo.

7. Evaluación periódica

**Cuestionarios y pruebas prácticas**: Se utilizan para medir la comprensión e identificar las lagunas que haya que cubrir.

**Evaluaciones de 360 grados**: Proporcionan una visión global de las competencias adquiridas y de las áreas susceptibles de mejora.

8. Compartir las mejores prácticas

**Grupos de trabajo**: Reunir a los profesionales para intercambiar métodos y consejos fomenta la difusión de buenas prácticas.

**Publicaciones**: Escribir y compartir artículos o manuales sobre técnicas o métodos probados.

Para ser plenamente eficaz, la formación en reumatología debe ser dinámica, centrada en el alumno y adaptada a las realidades del campo. Si se aprovecha al máximo la retroalimentación y se incorporan las mejores prácticas, es posible formar enfermeras competentes, seguras de sí mismas y preparadas para proporcionar cuidados de calidad a sus pacientes.

# Capítulo 15

# GESTIÓN DEL FINAL DE LA VIDA Y CUIDADOS PALIATIVOS

# Comprender la fase terminal enfermedades reumáticas

La fase terminal de una enfermedad es un momento delicado y difícil, tanto para el paciente como para su familia. En reumatología, aunque muchas enfermedades son crónicas y evolucionan a lo largo de varios años, algunas pueden alcanzar una fase grave que puede poner en peligro la vida. Comprender esta fase es crucial para los profesionales sanitarios a fin de proporcionar la atención y el apoyo adecuados.

1. Definición de la fase terminal
    **Características**: Fase en la que la enfermedad se encuentra en un estadio avanzado, ya no responde al tratamiento y los síntomas empeoran progresivamente.
    **Duración**: Esta fase puede durar semanas, meses o incluso años, dependiendo de la enfermedad.
2. Enfermedades reumáticas afectadas
    **Enfermedades sistémicas**: como el lupus eritematoso sistémico, que puede afectar a varios órganos vitales.
    **Complicaciones de las enfermedades reumáticas**: Algunos pacientes pueden desarrollar complicaciones cardíacas, pulmonares o renales como consecuencia de su enfermedad reumática.
3. Síntomas y signos de la fase terminal
    **Dolor intenso**: A pesar del tratamiento analgésico.
    **Fatiga severa**: La más mínima actividad se vuelve agotadora.
    **Disfunción orgánica**: Insuficiencia cardiaca, renal o respiratoria.
    **Cambios en el estado general**: pérdida de apetito, pérdida de peso, apatía.

4. Atención médica

**Alivio sintomático**: Se hace hincapié en la calidad de vida del paciente.

**Adaptar los tratamientos**: Algunos medicamentos pueden suspenderse, otros introducirse para mayor comodidad del paciente.

**Cuidados paliativos**: Se utilizan cuando los tratamientos curativos ya no son eficaces.

5. Apoyo psicológico y emocional

**Apoyo psicológico**: Ayudar a los pacientes a hacer frente a la progresión de su enfermedad.

Controlar la ansiedad y la depresión: Son comunes en esta etapa.

**Ayuda en la toma de decisiones**: relativas al tratamiento, los cuidados al final de la vida y las voluntades anticipadas.

6. El papel de la enfermera

**Escucha y empatía**: las enfermeras son a menudo el primer punto de contacto para los pacientes y sus familias.

**Coordinación de los cuidados**: en colaboración con el médico, el fisioterapeuta y el psicólogo.

**Educación**: Ayudar a los pacientes y a sus familias a comprender la enfermedad, sus implicaciones y las opciones de tratamiento.

7. Apoyo de los seres queridos

**Apoyo temprano en el duelo**: Saber que el final está cerca puede desencadenar el proceso de duelo incluso antes de la muerte.

**Orientación y recursos**: Remitir a los familiares a asociaciones, grupos de apoyo o profesionales de la salud mental.

8. Ética y final de la vida

**Respeto por las decisiones del paciente**: en cuanto al tratamiento, el exceso de celo o los cuidados paliativos.

**Voluntades anticipadas:** Documento en el que el paciente expresa sus deseos sobre el final de su vida.
**Ética de la beneficencia y de la no maleficencia:** el bienestar del paciente está en el centro de nuestras preocupaciones.

La fase terminal de las enfermedades reumáticas es un momento difícil, tanto desde el punto de vista médico como emocional. Requiere un enfoque holístico, centrado en el paciente, que le ofrezca la mejor calidad de vida posible, un apoyo constante y un profundo respeto por sus decisiones y su dignidad.

# Comunicación con el paciente y la familia

La comunicación es una piedra angular de los cuidados de enfermería, y esto es especialmente relevante en el contexto de la reumatología, donde los pacientes viven con afecciones crónicas que pueden tener un profundo impacto no sólo en ellos, sino también en quienes les rodean. Abordar la comunicación con compasión, comprensión y habilidad es crucial para garantizar una atención integral.

1. Los principios básicos de la comunicación
**Escucha activa:** implica estar plenamente presente, observar el lenguaje corporal del paciente y responder adecuadamente.
**Empatía:** Ponerse en el lugar del paciente, comprender sus emociones y preocupaciones.
**Claridad:** utilice un lenguaje sencillo, evite la jerga médica y asegúrese de que el paciente y su familia comprenden la información.
2. Comunicación con el paciente
**Evaluar la comprensión:** Pregunte regularmente al paciente si comprende o si tiene alguna duda.

- **Adaptarse al nivel de conocimientos del paciente**: Cada paciente es diferente y es importante adaptarse a su nivel de comprensión.
- **Confidencialidad**: Hable siempre de la información médica en privado.

3. Comunicación con la familia
- **Reconocimiento de su papel**: los familiares suelen desempeñar un papel clave en el cuidado, acompañamiento y apoyo a los pacientes.
- **Inclusión en las discusiones**: A menos que el paciente se oponga, implique a la familia en las discusiones sobre el tratamiento y los cuidados.
- **Proporcionar recursos**: Dirija a la familia hacia recursos útiles como grupos de apoyo, libros o asociaciones.

4. Comunicación sobre diagnóstico y tratamiento
- **Información completa**: Explique la naturaleza de la enfermedad, los síntomas, los posibles tratamientos y los efectos secundarios.
- **Enfoque gradual**: A veces puede ser beneficioso introducir la información paso a paso, sobre todo si resulta molesta.
- **Trabajar con el médico**: garantizar la coherencia de la información facilitada a los pacientes y sus familias.

5. Abordar temas delicados
- **Dar malas noticias**: Aborde la situación con delicadeza, estando presente y disponible para responder a cualquier pregunta.
- **Discusiones sobre el final de la vida**: hablar de los cuidados paliativos, las voluntades anticipadas o los deseos del paciente.
- **Gestión de las emociones**: Reconocer y validar las emociones de los pacientes y sus familias, y ofrecerles apoyo emocional.

6. Resolución de conflictos
- **Enfoque proactivo**: Anticipe las posibles fuentes de conflicto, como las expectativas no cumplidas o los malentendidos.
- **Escucha y validación**: Escuchar las preocupaciones, sin juzgarlas.
- **Mediación**: A veces puede ser útil la intervención de un tercero neutral, como un trabajador social.

La comunicación está en el centro de la relación sanitaria. Para ser eficaz, requiere formación, práctica y reflexión. Las enfermeras de reumatología, que se enfrentan a pacientes con enfermedades crónicas, tienen la difícil tarea de comunicarse con compasión y habilidad, respetando al mismo tiempo las necesidades y los deseos de los pacientes y sus familias.

# Apoyo emocional y físico durante la fase de fin de vida

La fase final de la vida es uno de los periodos más delicados e intensos de la atención médica. Para los pacientes con enfermedades reumáticas, esta etapa puede estar marcada por un deterioro progresivo, un aumento del dolor y una profunda reflexión sobre la vida y la muerte. Para las enfermeras, es un momento en el que deben escuchar atentamente, estar ahí para consolar y proporcionar los cuidados adecuados, tanto emocional como físicamente.

1. Apoyo emocional: una presencia tranquilizadora
- **Escucha activa**: Permitir que los pacientes se expresen, compartiendo sus miedos, pesares y deseos.

**Validación de las emociones**: Reconocer y validar los sentimientos del paciente, ya sean de tristeza, enfado, frustración o aceptación.

**Apoyo espiritual**: Si el paciente lo desea, facilite el acceso al apoyo espiritual, ya sea religioso o de otro tipo.

**Apoyo a la familia**: Las personas cercanas a usted también están atravesando esta fase intensamente. Apoyarles, tranquilizarles y responder a sus preguntas es esencial.

2. Alivio del dolor: una prioridad

**Evaluación periódica**: Utilice herramientas de evaluación del dolor para ajustar los tratamientos en consecuencia.

**Terapias combinadas**: Combinar la medicación con otros enfoques, como la fisioterapia, la relajación o la meditación.

**Comunicarse con el equipo asistencial**: Colaborar estrechamente con el médico y el equipo para garantizar un tratamiento óptimo del dolor.

3. Apoyo físico: garantizar la comodidad

**Cuidados de confort**: Pueden incluir masajes suaves, reposicionamientos regulares para prevenir las úlceras por presión y el uso de cojines.

**Hidratación y nutrición**: Adaptar la dieta a las necesidades y capacidades del paciente, manteniéndolo hidratado.

**Cuidados paliativos**: Su objetivo es garantizar la mejor calidad de vida posible, aliviando el dolor y otros síntomas molestos.

4. Preparación para la muerte

**Diálogo abierto**: Si el paciente lo desea, hable sobre la muerte, las expectativas y los deseos para el final de la vida.

**Voluntades anticipadas**: Garantizar que los deseos del paciente respecto al tratamiento y las intervenciones se entienden y respetan claramente.

**Presencia**: Simplemente estar ahí, ofrecer una mano que sostener, un hombro sobre el que llorar.

5. Apoyo tras la muerte

**Apoyo familiar**: ofrecer un oído atento, ayudar con los trámites post mortem, remitir a las personas a recursos o grupos de apoyo.

**Rituales**: Respetar y facilitar los rituales o ceremonias que sean importantes para la familia o el difunto.

**Cuidado del** cuerpo: tratar el cuerpo con respeto y dignidad.

El apoyo al final de la vida es un honor, pero también un reto. Requiere una profunda humanidad, experiencia clínica y la capacidad de estar presente en los momentos más difíciles. Para las enfermeras reumatológicas, esta etapa es una oportunidad de ofrecer un apoyo inestimable, confort y una mejor calidad de vida hasta el final.

# Capítulo 16

# REFLEXIONES Y PERSPECTIVAS PARA EL FUTURO

# Los grandes retos futuros de la reumatología

La reumatología, como todas las ramas de la medicina, está en constante evolución. Aunque se han logrado muchos avances en la comprensión y el tratamiento de las enfermedades reumáticas, en el horizonte aparecen nuevos retos que obligan a los profesionales sanitarios a adaptarse e innovar. He aquí un resumen de los principales problemas a los que se enfrentará la reumatología en los próximos años.

1. Atención personalizada
Con el desarrollo de la medicina personalizada, el reto consiste en adaptar los tratamientos a las características genéticas, ambientales y moleculares de cada paciente. De este modo se optimizará la eficacia de los tratamientos al tiempo que se minimizan los efectos secundarios.

2. Enfermedades autoinmunes
El número de personas afectadas por enfermedades autoinmunes, muchas de ellas reumáticas, va en aumento. Comprender los mecanismos subyacentes y desarrollar tratamientos más específicos y menos inmunosupresores es un reto importante.

3. Aumento de la esperanza de vida
Con el envejecimiento de la población, está previsto que aumente la prevalencia de enfermedades reumáticas relacionadas con la edad, como la artrosis. Esto plantea interrogantes sobre la gestión a largo plazo de estas afecciones y sobre la prevención.

4. La evolución de la resistencia a los antibióticos
El uso de antibióticos en el tratamiento de ciertas enfermedades reumáticas, como la artritis reactiva, podría

verse comprometido por el aumento de la resistencia bacteriana, lo que requeriría alternativas terapéuticas.

## 5. Tecnología y telemedicina
La integración de la tecnología en el seguimiento de los pacientes, ya sea a través de apps, wearables o telemedicina, ofrece oportunidades pero también plantea retos en términos de ética, confidencialidad y formación.

## 6. Educación y prevención
Informar al público sobre las enfermedades reumáticas, sus síntomas, los factores de riesgo y la importancia de un diagnóstico precoz es crucial para reducir el impacto de estas afecciones.

## 7. Desigualdades en el acceso a la asistencia sanitaria
Garantizar un acceso equitativo a los tratamientos, sobre todo a los más recientes y costosos, es un reto mundial. Es esencial abordar las disparidades socioeconómicas y geográficas.

## 8. El creciente papel de las terapias alternativas
La creciente popularidad de los enfoques alternativos o complementarios, como la osteopatía, la acupuntura o las dietas antiinflamatorias, exige una evaluación rigurosa de su eficacia y su integración en la atención general.

## 9. Investigación y financiación
La investigación en reumatología necesita una financiación adecuada para seguir avanzando. Con un panorama económico fluctuante, garantizar recursos sostenibles para la investigación es una cuestión crucial.

## 10. El bienestar de los profesionales sanitarios
La atención al paciente es exigente. Garantizar el bienestar y evitar el agotamiento de enfermeras, médicos y demás personal es esencial para mantener un nivel óptimo de atención.

Ante estos retos, la reumatología debe seguir evolucionando, adaptándose e innovando. Si bien estos retos representan obstáculos, también son oportunidades para que la disciplina se renueve y ofrezca a los pacientes unos cuidados cada vez más eficaces y humanos.

# El papel de la enfermera ante el cambio del sistema sanitario

El sistema sanitario está experimentando numerosos cambios: avances tecnológicos, evolución de la demografía médica, patologías cada vez más complejas, cuestiones éticas y económicas y expectativas crecientes de los pacientes. En el centro de este torbellino, las enfermeras desempeñan un papel fundamental, adaptándose e innovando para satisfacer las nuevas necesidades al tiempo que preservan la calidad de los cuidados. Exploremos juntos cómo se están adaptando las enfermeras y cómo están contribuyendo a estos cambios.

### 1. Promover la prevención
Con el aumento de las enfermedades crónicas, las enfermeras son a menudo el primer punto de contacto para los pacientes. Desempeñan un papel clave en la promoción de estilos de vida saludables, la prevención de enfermedades y la vacunación.

### 2. Experto en telemedicina
La telemedicina ha ganado terreno, sobre todo con la pandemia de COVID-19. Las enfermeras están formadas para utilizar estas herramientas con el fin de controlar a los pacientes a distancia y garantizar la continuidad de los cuidados.

### 3. Coordinador del itinerario asistencial
Con la creciente complejidad de las enfermedades, las enfermeras son responsables de coordinar los cuidados entre los distintos profesionales sanitarios. Garantizan que los pacientes reciban una atención armonizada y adaptada a su situación.

### 4. Actor en educación terapéutica
Las enfermeras enseñan a los pacientes a comprender mejor su enfermedad, gestionar su tratamiento y anticiparse a las complicaciones, aumentando así su autonomía.

### 5. El relevo humano en un mundo tecnológico
A pesar de la integración de la tecnología en los cuidados, la dimensión humana sigue siendo primordial. Las enfermeras son a menudo el rostro tranquilizador, el oído que escucha, que ofrece apoyo emocional a los pacientes.

### 6. Vigilancia ética
Ante los dilemas éticos que puede plantear la medicina moderna, las enfermeras se posicionan como guardianas de los valores fundamentales de los cuidados: el respeto a la dignidad, el consentimiento y los derechos del paciente.

### 7. Formador y mentor
Con unas prácticas y unos conocimientos en constante evolución, la enfermera experimentada desempeña el papel de formadora y mentora de los recién llegados a la profesión, garantizando la transmisión de sus conocimientos.

### 8. Innovador en cuidados de enfermería
Las enfermeras suelen estar a la vanguardia de la innovación en los cuidados, proponiendo nuevos enfoques o técnicas para mejorar la calidad y la eficacia de las intervenciones.

### 9. Embajador para el trabajo interdisciplinar

Las enfermeras desempeñan un papel esencial en el trabajo en equipo, colaborando estrechamente con médicos, farmacéuticos, fisioterapeutas y otros profesionales para promover una atención integral.

### 10. Defensor de la equidad sanitaria

Conscientes de las desigualdades en el acceso a los cuidados, las enfermeras se esfuerzan por promover una salud equitativa, garantizando que cada paciente, sea cual sea su situación, se beneficie de unos cuidados de calidad.

Las enfermeras, en virtud de su posición única entre el paciente y el sistema sanitario, son actores clave en el desarrollo de este último. Su capacidad para adaptarse, innovar y situar al paciente en el centro de su práctica garantiza que el sistema sanitario siga estando decididamente centrado en el ser humano, a pesar de los trastornos y los retos de la modernidad.

# Importancia de la innovación y adaptabilidad

En un mundo en el que la medicina y la tecnología avanzan a la velocidad del rayo, la innovación y la adaptabilidad se han convertido en aptitudes esenciales para los profesionales sanitarios, en particular para los que trabajan en reumatología. Exploremos por qué y cómo estas dos cualidades se han vuelto cruciales en este campo específico.

### La aparición de nuevas terapias

La reumatología, como muchas otras especialidades médicas, asiste a la aparición regular de nuevas terapias. Ya se trate de medicamentos biológicos revolucionarios o de técnicas avanzadas de rehabilitación, la innovación es constante. Para las enfermeras de reumatología, mantenerse al día es crucial. Deben adaptarse rápidamente para comprender, administrar y educar a los pacientes sobre estas nuevas opciones terapéuticas.

**Integrar la tecnología**

La era digital ha introducido tecnologías como las aplicaciones de monitorización de síntomas, los dispositivos vestibles para medir indicadores fisiológicos y las plataformas de telemedicina. La adaptabilidad permite a las enfermeras familiarizarse con estas herramientas, comprender sus ventajas y limitaciones e incorporarlas a los cuidados del paciente.

**Satisfacer las diversas necesidades de los pacientes**

Cada paciente es único. Con el auge de los cuidados personalizados, las enfermeras deben ser innovadoras a la hora de adaptar los planes de cuidados a las necesidades, preferencias y circunstancias individuales de cada paciente.

**Anticiparse a los cambios en la patología**

La naturaleza progresiva de las enfermedades reumáticas requiere un seguimiento cuidadoso y la capacidad de anticiparse a los cambios. La adaptabilidad permite a las enfermeras ajustar los cuidados y actuar de forma proactiva ante posibles complicaciones.

**Colaboración interprofesional**

El enfoque colaborativo en medicina requiere trabajar con diversos profesionales (médicos, fisioterapeutas, psicólogos). La innovación facilita la aplicación de nuevos métodos de trabajo en equipo, mientras que la adaptabilidad permite desenvolverse con eficacia dentro de estos equipos interdisciplinarios.

**Educación continua y formación de pacientes**

El cambiante panorama médico exige una formación continua. Las enfermeras, además de formarse, deben ser capaces de innovar en los métodos educativos para transmitir eficazmente la información a los pacientes.

**Hacer frente a imprevistos y situaciones de crisis**
En un servicio de reumatología pueden surgir situaciones imprevistas, ya sea una reacción inesperada a un fármaco o una crisis aguda. La adaptabilidad permite a las enfermeras reaccionar con rapidez, mientras que la innovación puede ofrecer soluciones alternativas en ausencia de protocolos establecidos.

Innovación y adaptabilidad no son sólo palabras de moda; están en el corazón de la práctica moderna de la reumatología. Permiten a las enfermeras proporcionar unos cuidados óptimos, anticiparse a los retos y evolucionar con el panorama médico en constante cambio. En la búsqueda de unos cuidados óptimos para el paciente, estas cualidades tienen un valor incalculable.

# Capítulo 17

# LAS ENFERMERAS ANTE LOS RETOS PEDIÁTRICOS EN REUMATOLOGÍA

# Características específicas de las enfermedades reumáticas en los niños

La reumatología pediátrica es una subespecialidad por derecho propio, centrada en las enfermedades reumáticas que afectan a los niños. Aunque algunas de estas enfermedades pueden parecerse a las que se observan en los adultos, tienen sin embargo características específicas en la infancia, tanto en sus manifestaciones como en la forma de tratarlas.

El espectro de las enfermedades reumáticas en los niños

**Artritis idiopática juvenil  (AIJ)**: Es la forma más común de artritis crónica en niños. Engloba diferentes subtipos, cada uno con sus propias características y retos terapéuticos.

**Lupus eritematoso sistémico (LES)**: Aunque es menos frecuente en niños que en adultos, puede ser más grave en pacientes jóvenes.

**Síndromes de dolor musculoesquelético**: Son frecuentes en la infancia y pueden deberse a factores tan diversos como el crecimiento, el nivel de actividad o incluso el estrés.

**Vasculitis**: Estas inflamaciones de los vasos sanguíneos pueden afectar a varios órganos y manifestarse de muchas formas distintas en los niños.

Manifestaciones clínicas: una gama variada de síntomas

Los niños pueden no expresar o verbalizar el dolor de la misma forma que los adultos. Signos como la cojera matutina, la rigidez o incluso los problemas de comportamiento pueden ser indicadores de enfermedad reumática.

Retos del diagnóstico

**Síntomas inespecíficos**: En los niños, los síntomas pueden ser vagos e imitar otras afecciones comunes, como las infecciones víricas.

**Importancia de la historia clínica**: Es fundamental realizar una historia clínica detallada, ya que es posible que los niños no recuerden o no articulen con claridad el curso de sus síntomas.

Gestión terapéutica

**Medicación**: Los medicamentos utilizados para tratar a los adultos pueden requerir ajustes de dosis para los niños, y algunos pueden no estar aprobados para uso pediátrico.

**Rehabilitación**: La fisioterapia y la fisioterapia desempeñan un papel fundamental en el tratamiento de las afecciones reumáticas de los niños, ya que ayudan a mantener la función y a reducir el dolor.

**Apoyo psicosocial**: Las enfermedades crónicas pueden tener un impacto significativo en el bienestar emocional del niño. Por ello, los cuidados deben incluir también apoyo psicológico y educativo.

Impacto en el desarrollo y el crecimiento

- Ciertas enfermedades reumáticas y los fármacos utilizados para tratarlas pueden afectar al crecimiento y desarrollo del niño. Es esencial vigilar de cerca el crecimiento, la maduración ósea y la pubertad.

La familia en el centro de los cuidados

- El cuidado de un niño con una enfermedad reumática requiere a menudo una estrecha colaboración con la familia. El papel de los padres es crucial para garantizar el cumplimiento del tratamiento, comprender las necesidades del niño y proporcionarle el apoyo emocional necesario.

Las enfermedades reumáticas en los niños presentan un conjunto único de retos y consideraciones. Un conocimiento profundo de estas particularidades permite a los profesionales sanitarios, en particular al personal de enfermería, proporcionar una atención adecuada y holística, centrada en el bienestar general del niño.

# Comunicación y enfoques específicos de la pediatría

Comunicarse con un niño, especialmente cuando se trata de cuestiones médicas, requiere sensibilidad, paciencia y una comprensión matizada de los hitos del desarrollo. Los enfermeros pediátricos, sobre todo en un entorno especializado como la reumatología, deben dominar el arte de comunicarse no sólo con los niños, sino también con sus familias.

Comprender a los niños a distintas edades

**Los bebés**: La comunicación no es verbal. Preste atención a las señales corporales y al llanto, e intente crear un entorno tranquilizador.

**Niños pequeños**: Son egocéntricos y pueden tener dificultades para comprender las perspectivas de los demás. Utilice juguetes o muñecos para explicarles y tranquilizarles a menudo.

**Preescolares**: A esta edad, el pensamiento mágico es frecuente. Por eso es esencial ser concreto y sencillo, y tranquilizar contra las falsas creencias (como "si estoy enfermo es culpa mía").

**Niños en edad escolar**: Están empezando a entender la lógica y pueden ser curiosos. Sea sincero, utilice explicaciones sencillas y fomente las preguntas.

**Adolescentes**: La búsqueda de la independencia y el establecimiento de su identidad son fundamentales. Sea respetuoso y honesto, y concédales cierto grado de autonomía en su cuidado.

Técnicas de comunicación eficaces

**Lenguaje apropiado**: utilice palabras y conceptos adecuados a su edad. Evite la jerga médica.

**Visualización**: Utilice imágenes, juguetes, muñecos o incluso aplicaciones y vídeos para explicar procedimientos o condiciones.

**Escucha activa**: Demuestre a su hijo que está totalmente presente e interesado en lo que tiene que decir.

**Preguntas abiertas**: Anime a los niños a compartir sus sentimientos y preocupaciones.

Participación de los padres y la familia

**Asociación**: Considere a los padres como socios en el cuidado. Son quienes mejor conocen a su hijo y pueden aportar información valiosa.

**Educación**: Proporcionar a los padres recursos e información para que comprendan la enfermedad de su hijo y los cuidados que requiere.

**Apoyo emocional**: Reconozca y valide las emociones de los padres, que pueden sentirse estresados, culpables o abrumados.

Consideraciones culturales y éticas

**Respeto de las creencias**: No todas las familias tienen las mismas creencias o prácticas sanitarias. Es esencial respetar y comprender estas diferencias.

**Consentimiento informado**: Asegúrese de que los padres (y, en su caso, los niños mayores) comprenden todos los procedimientos, beneficios y riesgos implicados.

La comunicación pediátrica es a la vez un arte y una ciencia. Requiere sensibilidad ante las necesidades cambiantes de los niños en las distintas etapas de su desarrollo, así como una estrecha colaboración con la familia. Dominando estas habilidades, las enfermeras pueden garantizar que los niños reciban una atención adecuada y compasiva.

# Apoyo familiar e integración escolar

Cuando a un niño se le diagnostica una enfermedad reumática, tiene un profundo impacto no sólo en él, sino también en su vida familiar y escolar. El papel de las enfermeras no se limita a administrar cuidados médicos; también implica ofrecer apoyo para la integración armoniosa del niño en su entorno familiar y escolar.

1. El impacto en la familia

**Emociones de los padres**: El diagnóstico puede desencadenar una serie de emociones en los padres, desde la negación a la culpabilidad, pasando por la ira y la tristeza. Comprender y validar estas emociones es el primer paso para ayudar a la familia a adaptarse.

**Información y educación: armar a** la familia con conocimientos es esencial. Explicar la enfermedad, su tratamiento y pronóstico puede ayudar a aliviar los miedos y las incertidumbres.

**Hermanos**: Los hermanos pueden sentirse desatendidos o celosos de la atención prestada al niño enfermo. Es esencial atender sus necesidades e incluirlos en el proceso de atención.

**Ayuda externa**: Animar a las familias a buscar grupos de apoyo o terapias familiares puede ser beneficioso.

2. Integración escolar

**Enlace con la escuela**: Las enfermeras pueden desempeñar un papel de enlace, informando a la escuela del estado del niño, de sus necesidades específicas y de los ajustes necesarios.

**Adaptaciones en la escuela**: Dependiendo de la gravedad de la enfermedad, pueden ser necesarias adaptaciones: descansos extra, equipamiento ergonómico, tiempo extra para los exámenes, etc.

**Sensibilización de los** compañeros: Con el consentimiento del niño y su familia, organizar sesiones de sensibilización puede ayudar a los compañeros a comprender y apoyar al niño enfermo.

**Apoyo psicológico**: Un psicólogo o consejero escolar puede ayudar a los niños a gestionar su estrés, sus miedos y sus preocupaciones sobre su enfermedad y la vida escolar.

**Seguimiento académico**: Los periodos de ausencia pueden afectar al rendimiento académico del niño. La coordinación con los profesores para proporcionar material extra o sesiones de recuperación puede ser beneficiosa.

3. Equilibrar la vida familiar y escolar

**Rutina diaria**: Establecer una rutina puede ayudar a los niños a sentirse más seguros y a gestionar mejor su enfermedad.

**Fomentar la autonomía**: Permitir que los niños se responsabilicen de su propia salud según su edad puede aumentar su autoestima.

**Actividades extraescolares**: Los niños no deben ser excluidos de las actividades de ocio a causa de su enfermedad. La evaluación y los ajustes pueden permitir una participación segura y gratificante.

El diagnóstico de una enfermedad reumática en un niño requiere un enfoque holístico que abarque a la familia y a la escuela. Las enfermeras, con su experiencia y compasión, están en una posición ideal para apoyar al niño y a su familia, garantizando una integración armoniosa y una calidad de vida óptima.

# Capítulo 18

# ENFERMEDADES REUMATOLÓGICAS RARAS Y POCO CONOCIDAS

# Reconocer los síntomas atípicos

En reumatología, como en otras especialidades médicas, existen síntomas clásicos que suelen apuntar hacia un diagnóstico preciso. Sin embargo, cada paciente es único y puede presentar manifestaciones atípicas, lo que complica el diagnóstico. Para el personal de enfermería, reconocer estos síntomas inusuales es crucial para un tratamiento rápido y eficaz.

1. Comprender la norma
Antes de identificar lo que es atípico, es esencial conocer los síntomas clásicos asociados a las enfermedades reumáticas. Por ejemplo, el dolor, la hinchazón y la rigidez de las articulaciones son síntomas típicos de la artritis reumatoide.
2. Síntomas atípicos comunes

- **Trastornos neurológicos**: Algunos pacientes pueden experimentar entumecimiento, hormigueo u otros trastornos neurológicos no relacionados directamente con las articulaciones.
- **Manifestaciones cutáneas**: Erupciones, nódulos u otras anomalías cutáneas no asociadas típicamente a una enfermedad reumática específica.
- **Trastornos gastrointestinales**: Náuseas, trastornos digestivos o dolor abdominal inexplicable.
- **Síntomas cardíacos**: Ciertos trastornos reumáticos pueden afectar al corazón, provocando palpitaciones o dolor torácico atípico.

3. Importancia de la historia
Es esencial interrogar detalladamente al paciente. A veces, síntomas que a primera vista parecen no tener relación pueden, al combinarse con otra información, sugerir una enfermedad reumática.

4. El impacto de los síntomas atípicos

   **Retrasos en el diagnóstico: Los** síntomas inusuales pueden dar lugar a errores o retrasos en el diagnóstico.

   **Complejidad del tratamiento** : Los síntomas atípicos pueden requerir enfoques terapéuticos adicionales o diferentes.

5. Escuchar y observar

   • El papel de la enfermera no se limita a reconocer los síntomas descritos en los libros. La observación cuidadosa y la escucha activa de los pacientes son esenciales. Lo que los pacientes no dicen puede ser tan revelador como lo que dicen.

6. Trabajar con el equipo médico

   • Cuando se identifica un síntoma atípico, es vital informar al equipo médico para que pueda ser evaluado y tratado adecuadamente.

Reconocer los síntomas atípicos en reumatología es todo un reto, pero resulta esencial si se quiere atender adecuadamente a los pacientes. Las enfermeras, por su contacto directo y regular con los pacientes, suelen ser las primeras en detectar estas anomalías. La formación continua, la escucha activa y la estrecha colaboración con el equipo médico son la clave para abordar estas situaciones con eficacia.

# La importancia de la investigación y los estudios de casos

La reumatología, como todos los campos de la medicina, está en constante evolución. Cada día se hacen nuevos descubrimientos y surgen nuevos métodos de tratamiento. Para las enfermeras de reumatología, mantenerse al día de las últimas investigaciones y estudios de casos es esencial no sólo para proporcionar los mejores cuidados posibles, sino también para comprender la complejidad de las enfermedades reumáticas.

1. Una medicina en constante evolución

La comprensión de las enfermedades reumáticas ha progresado considerablemente en las últimas décadas. Esto ha sido posible gracias a innumerables estudios de investigación e informes de casos que han arrojado luz sobre los mecanismos subyacentes de las enfermedades, sus manifestaciones clínicas y sus posibles tratamientos.

2. Los estudios de casos: una poderosa herramienta didáctica

**Perspectiva de la vida real**: Los estudios de casos ofrecen una visión de la realidad de los pacientes, ilustrando los retos diagnósticos y terapéuticos en situaciones reales.

**Aprender haciendo**: en lugar de centrarse únicamente en la teoría, los estudios de casos permiten a las enfermeras aplicar sus conocimientos en escenarios prácticos, lo que refuerza su comprensión.

3. La investigación: el motor del progreso

**Descubrimiento de nuevos tratamientos**: La investigación clínica y básica conduce al desarrollo de nuevas terapias que mejoran la calidad de vida de los pacientes.

**Comprender los mecanismos de las enfermedades**: Los estudios científicos ayudan a descifrar los procesos patológicos subyacentes, lo que puede conducir a intervenciones preventivas o curativas.

4. Participación en la investigación

**Papel activo de las enfermeras**: Las enfermeras pueden desempeñar un papel activo en la investigación, ya sea reclutando pacientes para ensayos clínicos, recopilando datos o trabajando junto a los investigadores.

**Formación continua**: La participación en la investigación también garantiza la actualización constante de los conocimientos, algo esencial en un campo tan dinámico como la reumatología.

5. Integrar los descubrimientos en la práctica diaria

• El objetivo último de la investigación es mejorar la atención al paciente. Las enfermeras desempeñan un papel esencial en la aplicación de los nuevos conocimientos a la práctica clínica, garantizando que los pacientes se beneficien de los últimos avances.

La investigación y el estudio de casos no son sólo ejercicios académicos: son el corazón palpitante de la medicina moderna. Para las enfermeras reumatológicas, implicarse en este campo en constante evolución significa comprometerse a proporcionar los mejores cuidados posibles a sus pacientes, contribuyendo al mismo tiempo a la riqueza de conocimientos de la comunidad médica.

# Acompañamiento y apoyo a pacientes con enfermedades raras

Las enfermedades raras, aunque por definición poco comunes, pueden suponer importantes retos para los pacientes, sus familias y los profesionales sanitarios. En reumatología, estas enfermedades pueden ser tanto más complejas cuanto que a menudo conllevan síntomas dolorosos y déficits funcionales. Para las enfermeras de reumatología, proporcionar el apoyo adecuado a estos pacientes requiere una profunda comprensión, empatía y habilidades específicas.

1. Definición y presentación de las enfermedades raras en reumatología

**¿Qué es una enfermedad rara?** Existen criterios específicos para clasificar una enfermedad como "rara", a menudo en función de su prevalencia.

**Ejemplos típicos**: Ciertas enfermedades autoinmunes, síndromes genéticos o afecciones inflamatorias pueden ser poco frecuentes pero presentar síntomas reumatológicos.

2. Retos específicos asociados a las enfermedades raras

**Diagnóstico**: La rareza puede provocar retrasos en el diagnóstico debido a la falta de conocimiento o a una presentación atípica.

**Falta de información**: Puede resultar difícil para los pacientes y sus familias encontrar información fiable y comprensible sobre su enfermedad.

**Aislamiento**: Los pacientes pueden sentirse aislados o incomprendidos debido a la rareza de su enfermedad.

3. El papel crucial de la enfermera reumatológica

**Educación del paciente**: Proporcionar información precisa y actualizada sobre la enfermedad, los tratamientos disponibles y las perspectivas.

**Escucha activa**: Proporcionar un espacio en el que los pacientes puedan expresar sus miedos, frustraciones y esperanzas.

**Coordinación de los cuidados**: Trabajar en estrecha colaboración con un equipo multidisciplinar para garantizar una atención holística.

4. Apoyo emocional y psicológico

**Apoyo en el proceso de duelo**: Ante el diagnóstico de una enfermedad rara, muchos pacientes pasan por fases de negación, ira, negociación, depresión y finalmente aceptación.

**Terapias complementarias**: Técnicas de relajación, meditación y posiblemente psicoterapia para ayudar a controlar la ansiedad y la depresión.

5. Apoyo social y creación de redes

**Grupos de apoyo**: Anime a los pacientes a unirse a asociaciones o grupos de apoyo dedicados a las enfermedades raras.

**Trabajo en red**: Poner a los pacientes en contacto con otras personas con la misma enfermedad para compartir experiencias y consejos.

6. La importancia de la investigación

**Participación en estudios**: Los pacientes con enfermedades raras pueden tener la oportunidad de participar en estudios clínicos o registros.

**Mantenerse al día**: las enfermeras necesitan estar al día de los últimos descubrimientos y avances para poder asesorar a sus pacientes con mayor eficacia.

Los pacientes con enfermedades reumatológicas raras tienen necesidades únicas y diversas. Mediante un enfoque atento, informado y centrado en el paciente, las enfermeras pueden desempeñar un papel clave en la mejora de su calidad de vida, apoyándoles tanto médica como emocionalmente.

# Capítulo 19

# TERAPIAS INNOVADORAS EN REUMATOLOGÍA

# Avances farmacológicos y biotecnología

La reumatología, como muchas otras ramas de la medicina, ha experimentado avances notables en las últimas décadas, gracias sobre todo a la investigación farmacológica y biotecnológica. Estos avances han permitido comprender, tratar y gestionar mejor las enfermedades reumáticas, ofreciendo a los pacientes una mejor calidad de vida.

1. Desarrollo histórico de los tratamientos reumatológicos
   **De los tratamientos tradicionales a las moléculas modernas**: revisando cómo los antiinflamatorios no esteroideos (AINE) y los corticosteroides han allanado el camino a medicamentos más específicos.
2. La era de los medicamentos biológicos
   **Anticuerpos monoclonales**: cómo se dirigen específicamente a determinadas partes del sistema inmunitario para reducir la inflamación.
   **Inhibidores de citoquinas**: La importancia de bloquear moléculas específicas como el TNF, la IL-6 y otras para tratar enfermedades como la artritis reumatoide.
   **Terapias con células madre**: Exploración de su potencial en la regeneración del tejido articular dañado.
3. Avances en terapias dirigidas
   **Fármacos de moléculas pequeñas**: cómo pueden intervenir en el interior de las células para modular vías específicas.
   **JAK e inhibidores de la cinasa**: su papel en la modulación del sistema inmunitario.
4. Biotecnología y diagnóstico
   **Pruebas genéticas**: cómo pueden ayudar a predecir la susceptibilidad a ciertas enfermedades y guiar el tratamiento.

**Biomarcadores**: El uso de proteínas específicas u otras moléculas para controlar la progresión de la enfermedad y la respuesta al tratamiento.

5. Terapias regenerativas e innovaciones

**Terapias génicas**: La posibilidad de editar o modular genes para tratar ciertas enfermedades reumáticas.

**Impresión en 3D**: cómo podría utilizarse esta tecnología para crear implantes articulares a medida o ayudas para la movilidad.

6. Retos e implicaciones éticas

**Accesibilidad y costes**: Aunque los nuevos tratamientos ofrecen grandes esperanzas, a menudo vienen acompañados de un elevado precio, lo que plantea cuestiones de equidad.

**Seguridad a largo plazo**: La necesidad de vigilar los posibles efectos secundarios y complicaciones a medida que los pacientes utilizan los nuevos fármacos durante periodos más largos.

Los avances farmacológicos y biotecnológicos en reumatología ofrecen grandes esperanzas para el futuro, con la promesa de tratamientos más eficaces y personalizados. Para las enfermeras y otros profesionales sanitarios, mantenerse al día de estas innovaciones es esencial para proporcionar los mejores cuidados posibles. Sin embargo, también es crucial navegar con cuidado, equilibrando el entusiasmo por los nuevos descubrimientos con un conocimiento profundo de las implicaciones éticas y los retos potenciales.

# Integración de la medicina alternativa y complementarios

La medicina complementaria y alternativa se ha hecho cada vez más popular en las últimas décadas. Se alinean con un enfoque holístico de la salud, buscando tratar no sólo el cuerpo, sino también la mente y el alma. En reumatología, muchas de estas terapias han demostrado su potencial para complementar los tratamientos convencionales y ofrecer a los pacientes un alivio adicional.

1. ¿Qué es la medicina alternativa y complementaria?

**Definición y filosofía**: Una introducción a la idea de los enfoques terapéuticos que complementan los métodos médicos convencionales.

**Historia de su integración**: Cómo la medicina occidental reconoció y aceptó gradualmente estas prácticas.

2. Acupuntura y acupresión en reumatología

**Principios básicos**: La importancia de los meridianos energéticos y la teoría del qi.

**Aplicaciones prácticas**: Cómo estas técnicas pueden aliviar el dolor y la inflamación en afecciones reumáticas.

3. Fitoterapia y suplementos naturales

**Hierbas medicinales**: Plantas utilizadas habitualmente para tratar la inflamación y el dolor, como la cúrcuma y el sauce.

**Aceites esenciales**: El papel potencial de aceites como la lavanda o el eucalipto en la relajación y la reducción del dolor.

4. Quiropráctica y osteopatía

**Manipulaciones y ajustes**: Cómo estas técnicas pueden mejorar la movilidad de las articulaciones y reducir el dolor.

**Aplicaciones específicas en reumatología**: El enfoque para enfermedades como la artrosis o la espondilitis anquilosante.

5. Técnicas de relajación y meditación

**Yoga y Tai Chi**: Los beneficios de estas prácticas para mejorar la flexibilidad, reducir el dolor y controlar el estrés.

**Meditación de atención plena**: su papel en el manejo del dolor crónico y la mejora de la calidad de vida.

6. Homeopatía y reumatología

**Principios homeopáticos**: la idea de "lo semejante cura lo semejante" y la dilución.

**Tratamientos comunes**: Los remedios homeopáticos están específicamente indicados para ciertas afecciones reumáticas.

7. Desafíos y controversias

**Falta de investigación estandarizada**: Necesidad de más estudios clínicos para validar la eficacia de ciertas terapias.

**Interacción con medicamentos convencionales**: Se requiere precaución cuando los pacientes combinan tratamientos alternativos con su medicación prescrita.

La integración de la medicina complementaria y alternativa en la reumatología ofrece a los pacientes una gama más amplia de opciones terapéuticas que pueden complementar su atención convencional. Sin embargo, como ocurre con todas las intervenciones médicas, es crucial que estos métodos se apliquen con criterio y en estrecha colaboración con los profesionales sanitarios. Para la enfermera de reumatología, un conocimiento profundo de estas terapias, así como una comunicación abierta con los pacientes acerca de ellas, es esencial para garantizar unos cuidados óptimos e individualizados.

# Participación en ensayos clínicos: papel y responsabilidades

Los avances en medicina se deben en gran medida a la investigación clínica. Los ensayos clínicos son una parte esencial de esta investigación, ya que permiten probar la eficacia y la seguridad de los nuevos tratamientos. En el campo de la reumatología, con el auge de las biotecnologías y las nuevas terapias dirigidas, la participación en ensayos clínicos se ha convertido en algo habitual. Para la enfermera de reumatología, esto significa no sólo comprender los matices de estos ensayos, sino también desempeñar un papel clave en su realización.

1. Comprender los ensayos clínicos

**Fundamentos de los ensayos clínicos**: Comprender la fase, el protocolo, el grupo de control y las medidas de resultado.

**Importancia en reumatología**: cómo la investigación clínica da forma al desarrollo de los tratamientos reumatológicos.

2. El papel de la enfermera antes del juicio

**Educación y consentimiento**: Informar al paciente sobre el ensayo, sus posibles beneficios y riesgos, y obtener su consentimiento informado.

**Evaluación inicial**: Para asegurarse de que el paciente cumple los criterios de inclusión y no tiene ningún criterio de exclusión.

3. Seguimiento durante el ensayo

**Administración del tratamiento**: Garantizar que los medicamentos o procedimientos se administran de acuerdo con el protocolo.

**Seguimiento y documentación**: Vigile de cerca la respuesta del paciente, anote cualquier efecto secundario y asegúrese de que la documentación es precisa y completa.

**Comunicación**: actuar como enlace entre el paciente y el equipo de investigación, responder a las preocupaciones del paciente y transmitir la información pertinente.

4. Prueba posterior: cierre y seguimiento

**Evaluación posterior al ensayo**: Compruebe la respuesta del paciente al tratamiento y anote cualquier efecto residual o retardado.

**Asesoramiento y orientación**: Ayudar al paciente a comprender los pasos siguientes tras el ensayo, ya impliquen un tratamiento adicional o un seguimiento.

5. Ética e integridad

**Confidencialidad**: Garantizar que la información del paciente siga siendo confidencial y sólo se utilice para los fines del ensayo.

**Integridad del protocolo**: Garantizar que el protocolo se sigue al pie de la letra, sin comprometer la seguridad o el bienestar del paciente.

6. Colaboración con el equipo de investigación

**Intercambios con investigadores**: Facilitar la comunicación entre investigadores, médicos y otros miembros del equipo sanitario.

**Formación continua**: Mantenerse al día de los últimos avances y metodologías de investigación en reumatología.

Participar en ensayos clínicos es una gran responsabilidad para las enfermeras de reumatología. Este papel requiere no sólo un profundo conocimiento del campo de la reumatología y la investigación clínica, sino también la capacidad de comunicarse con eficacia y mostrar empatía hacia los pacientes que se aventuran en lo desconocido de la investigación médica. Al desempeñar esta función con competencia e integridad, las enfermeras contribuyen de forma significativa al avance de los tratamientos reumatológicos y al bienestar de los pacientes.

# Capítulo 20

# GESTIÓN DE LAS COMORBILIDADES

# Identificación y seguimiento comorbilidades frecuentes

El tratamiento de los pacientes con enfermedades reumáticas requiere una vigilancia constante no sólo de los síntomas primarios, sino también de las comorbilidades que puedan surgir. Estas comorbilidades pueden ser consecuencia directa de la enfermedad reumática, de los tratamientos administrados o de otros factores. Para la enfermera reumatológica, es esencial ser capaz de identificar, vigilar y gestionar estas comorbilidades para garantizar una calidad de vida óptima al paciente.

1. Enfermedades cardiovasculares
   - **Mayor riesgo**: Muchas afecciones reumáticas, incluida la artritis reumatoide, se asocian a un mayor riesgo de enfermedad cardiovascular.
   - **Control**: Control regular de la tensión arterial y los niveles de colesterol, y recomendación de exámenes cardíacos si es necesario.
2. Osteoporosis
   - **Vínculos con la inflamación**: La inflamación crónica puede acelerar la pérdida ósea.
   - **Detección**: Promover pruebas como la densitometría ósea para identificar cualquier reducción de la densidad ósea.
3. Trastornos oculares
   - **Uveítis y conjuntivitis**: Ciertas enfermedades, como la espondilitis anquilosante, pueden provocar complicaciones oculares.
   - **Seguimiento**: Fomente las revisiones oculares periódicas y esté atento a las quejas de dolor o problemas de visión.
4. Enfermedades pulmonares
   - **Fibrosis y enfermedad pulmonar**: Las enfermedades inflamatorias pueden afectar a los pulmones.

**Seguimiento**: Control de la función pulmonar y recomendación de pruebas como radiografías de tórax y espirometría.

5. Trastornos gastrointestinales

**Riesgos asociados a los medicamentos** : Algunos medicamentos utilizados en reumatología pueden afectar al tracto gastrointestinal.

**Vigilancia**: Detección de signos de úlceras o hemorragias y recomendación de endoscopias en caso necesario.

6. Trastornos psicológicos

**Depresión y ansiedad**: Vivir con una enfermedad crónica puede tener repercusiones psicológicas.

**Enfoque holístico**: Vigilar los signos de depresión, proporcionar apoyo emocional y recomendar consultas psicológicas si es necesario.

7. Complicaciones metabólicas

**Síndrome metabólico**: Puede producirse como consecuencia de la propia enfermedad o de los corticosteroides utilizados en el tratamiento.

**Control**: Control regular de la glucemia, los niveles de lípidos y el peso del paciente.

La complejidad del tratamiento de las enfermedades reumáticas se ve magnificada por las posibles comorbilidades que pueden surgir. La enfermera reumatológica desempeña un papel fundamental en la identificación y el seguimiento de estas comorbilidades, trabajando en estrecha colaboración con el médico tratante y otros especialistas para garantizar un tratamiento global eficaz del paciente. La atención proactiva y la comunicación abierta con el paciente son esenciales para anticipar y gestionar eficazmente estos retos sanitarios adicionales.

# El enfoque holístico de la enfermería : más allá de la reumatología

Como profesionales sanitarios, las enfermeras se enfrentan a menudo a la complejidad de las necesidades de sus pacientes. Aunque la reumatología se centra en los trastornos de las articulaciones y el tejido conectivo, la enfermera reumatológica hace algo más que tratar los síntomas obvios. Adoptar un enfoque holístico significa considerar al paciente como un todo, reconociendo la interconexión entre el cuerpo, la mente y el entorno. Es un enfoque centrado en el paciente, que abarca no sólo los aspectos fisiológicos, sino también las dimensiones emocional, social, espiritual y psicológica de la salud.

1. La dimensión física

   **Dolor y movilidad**: Evaluar y gestionar el dolor y la movilidad de los pacientes, al tiempo que se recomiendan las intervenciones farmacológicas o fisioterapéuticas adecuadas.

   **Nutrición**: asesoramiento sobre la dieta adecuada para favorecer la salud de huesos y articulaciones y para controlar los efectos secundarios del tratamiento.

   **Sueño**: Hable de los hábitos de sueño y sugiera soluciones para los trastornos del sueño, que son frecuentes en pacientes con enfermedades reumáticas.

2. La dimensión emocional

   **Apoyo psicológico**: Escuchar activamente las preocupaciones de los pacientes, ofrecerles apoyo cuando lo necesiten y, si es necesario, remitirles a un especialista.

   **Gestión del estrés**: ofrecer técnicas de relajación o meditación para ayudar a los pacientes a gestionar el estrés y la ansiedad asociados a su enfermedad.

3. La dimensión social

**Integración en la comunidad**: Animar a los pacientes a participar en grupos de apoyo o actividades comunitarias para reforzar su sentimiento de pertenencia y ayuda mutua.

**Familia y amigos**: Educar e implicar a la familia y los amigos en los cuidados para crear un entorno de apoyo en torno al paciente.

4. La dimensión espiritual

**Significado y propósito**: Discutir las creencias y valores de los pacientes para comprender cómo afecta la enfermedad a su sentido de la vida y sus aspiraciones.

**Prácticas espirituales**: conocer y respetar las prácticas religiosas o espirituales de los pacientes, que pueden influir en su percepción de la enfermedad y en su proceso de curación.

5. La dimensión psicológica

**Comprensión de la enfermedad**: Proporcionar educación continua sobre la enfermedad para que los pacientes puedan comprender y gestionar mejor su afección.

**Autoestima e identidad**: Apoyar a los pacientes en los momentos en que su afección reumática puede afectar a su imagen corporal y su identidad.

El enfoque holístico de la reumatología va mucho más allá del simple tratamiento de los síntomas. Abarca todas las facetas de la existencia humana para proporcionar una atención integral y personalizada. Al adoptar este enfoque, el enfermero reumatólogo afirma su compromiso de tratar a cada paciente como un individuo único con sus propias necesidades, aspiraciones y retos, garantizando así una atención verdaderamente centrada en el paciente.

# Colaboración interdisciplinar para una atención integral

La colaboración interdisciplinar en reumatología es algo más que un lujo; es esencial para que los pacientes reciban una atención integral. En el vasto ecosistema de la asistencia sanitaria, la medicina no se limita a un único profesional, una única experiencia o una única perspectiva. Cada paciente, con sus complejos síntomas y necesidades individuales, requiere un equipo unido de diversos profesionales que le apoyen a lo largo de su recorrido asistencial.

Piense en la reumatología como en un complejo entramado. La enfermera desempeña un papel central, actuando a menudo como enlace entre el paciente y el resto del equipo médico. Pero a su alrededor giran muchas otras competencias: el reumatólogo, por supuesto, pero también el fisioterapeuta, el psicólogo, el dietista y, a veces, incluso especialistas como cirujanos ortopédicos o neurólogos.

Esta colaboración es crucial, porque cada profesional aporta su propia contribución al proyecto. Las enfermeras, por ejemplo, conocen en profundidad los síntomas, los tratamientos y la rutina diaria del paciente. Por lo tanto, pueden proporcionar información esencial al fisioterapeuta para ajustar los ejercicios de rehabilitación, o al psicólogo para abordar los retos emocionales a los que se enfrenta el paciente.

La colaboración con un dietista también puede ser esencial. Ciertas afecciones reumáticas pueden verse influidas por la dieta, y la combinación del seguimiento dietético con el tratamiento médico puede ofrecer resultados óptimos.

Pero la colaboración interdisciplinar no se limita a la interacción entre profesionales. También abarca la relación con el paciente, que debe ser visto como un miembro activo del equipo asistencial. Al fin y al cabo, es el paciente quien convive a diario con la enfermedad. Son ellos los que sienten el dolor, gestionan los efectos secundarios de la medicación y buscan formas de adaptarse y superar sus limitaciones. Al incluir al paciente en este proceso de colaboración, el equipo puede beneficiarse de su experiencia única y de sus comentarios y, sobre todo, garantizar una atención verdaderamente centrada en el paciente.

En última instancia, la colaboración interdisciplinar en reumatología es una danza delicada, en la que cada profesional aporta su experiencia única, pero en la que todos trabajan juntos en armonía por el bienestar del paciente. Es una visión moderna de la atención médica, que reconoce que la complejidad de las enfermedades reumáticas requiere una gestión igualmente compleja y llena de matices. Y es a través de esta colaboración como podemos ofrecer a los pacientes una vida más sana, equilibrada y satisfactoria.

# Capítulo 21

# REDES ASISTENCIALES Y PISTA DE FITNESS

# Navegar por el sistema sanitario

Navegar por el sistema sanitario se compara a menudo con caminar por un laberinto. Con sus pasillos interconectados, callejones sin salida, zonas grises y códigos no escritos, puede resultar confuso, incluso para quienes trabajan en él. Para los pacientes, en particular los que padecen afecciones crónicas como las enfermedades reumáticas, esta complejidad puede parecer abrumadora. Aquí es donde la enfermera, que a menudo actúa como brújula, puede desempeñar un papel clave.

Ante los primeros síntomas, el recorrido del paciente suele comenzar con una visita al médico de cabecera. Si se sospecha reumatología, será necesario remitirlo a un especialista. Pero, ¿cómo elegir al especialista adecuado? ¿Cómo accede a la atención adecuada en un plazo razonable? ¿Cómo entender la jerga médica y las diferentes opciones de tratamiento que se ofrecen? Y sobre todo, ¿cómo coordinarlo todo?

Gracias a su posición central en la cadena asistencial, las enfermeras de reumatología tienen una visión de conjunto que puede resultar inestimable. Son capaces de guiar a los pacientes a través de las fases de diagnóstico, derivación a otros especialistas, procedimientos de diagnóstico por imagen y análisis de laboratorio. También pueden facilitar el acceso a recursos complementarios, como la fisioterapia, el apoyo psicológico o los grupos de discusión.

Pero navegar por el sistema sanitario significa algo más que orientarse desde el punto de vista médico. También significa comprender los aspectos administrativos y financieros. ¿Cómo funcionan los reembolsos? ¿Qué pasos debe dar para obtener cobertura? ¿Cómo gestiona los periodos en los que no puede trabajar? También en este caso, la enfermera puede darle respuestas, o al menos indicarle el camino correcto.

Por último, la navegación no se detiene entre las paredes del hospital o la consulta del médico. Con el desarrollo de la telemedicina, la asistencia a domicilio y los dispositivos de autocontrol, el sistema sanitario se extiende mucho más allá del hospital. Las enfermeras pueden ayudar a configurar los dispositivos médicos, entender cómo funciona una plataforma en línea u optimizar la monitorización a distancia.

En este panorama médico en constante evolución, en el que las innovaciones tecnológicas van de la mano de los retos organizativos y humanos, las enfermeras son un faro, una guía tranquilizadora para los pacientes. No se limitan a prestar cuidados: acompañan, explican, tranquilizan y facilitan. Al permitir a cada paciente navegar por el sistema sanitario con tranquilidad, las enfermeras desempeñan un papel esencial en la experiencia asistencial y, en última instancia, en el resultado médico.

# Papel central de la enfermera en la coordinación de la atención

El hospital o la clínica modernos son un ecosistema complejo en el que se entrecruzan muchas especialidades, en el que las tecnologías de vanguardia se alinean con los tratamientos tradicionales y en el que cada paciente presenta un conjunto único de necesidades y retos. En este mosaico en constante cambio, el enfermero es algo más que un simple operador: es el verdadero conductor de la atención al paciente.

En cuanto un paciente ingresa, la enfermera suele ser el primer punto de contacto. Evalúan la situación, identifican las necesidades urgentes y trazan un mapa inicial de la vía asistencial. Esta evaluación inicial no es sólo médica. Abarca también dimensiones psicológicas, sociales y a veces incluso financieras. La enfermera debe tener un enfoque holístico de la situación, una visión de 360°.

Una vez realizada esta evaluación, la enfermera desempeña un papel clave en la aplicación y el seguimiento del plan de cuidados. Coordinan las intervenciones de los distintos especialistas, se aseguran de que se dispone de los recursos necesarios y garantizan la continuidad de los cuidados durante las transiciones entre los distintos servicios o entre el hospital y el domicilio. Su posición central les permite ver más allá de los silos y actuar como enlace entre las múltiples facetas de la vía asistencial.

Esta coordinación es aún más crucial en el caso de los pacientes con enfermedades crónicas, como ocurre a menudo en reumatología. Estos pacientes necesitan una atención multidisciplinar, en la que a veces intervienen especialistas en rehabilitación, nutricionistas, psicólogos y muchos otros. La enfermera se encarga de que todas estas piezas del rompecabezas encajen a la perfección.

Pero la coordinación no se limita a la gestión de la atención médica. También incluye la educación de los pacientes y sus familias, la gestión de los medicamentos, el control de los efectos secundarios, la planificación de las altas y la puesta en marcha del apoyo posthospitalario. Cada detalle cuenta, y es la enfermera quien se asegura de que nada quede al azar.

Esta función de coordinación requiere una gran adaptabilidad, la capacidad de comunicarse eficazmente con una gran variedad de personas y un agudo sentido de la organización. Pero, sobre todo, requiere una profunda empatía por el paciente y un deseo constante de situar sus necesidades y su bienestar en el centro de todas las decisiones.

En la compleja sinfonía de la medicina moderna, si los médicos, técnicos y otros especialistas son los músicos, la enfermera es la directora de orquesta, la que se asegura de que cada nota se toque a la perfección, en armonía, por el bienestar del paciente.

# Trabajar con organizaciones centros de rehabilitación, centros especializados, y otros

El mundo de la asistencia sanitaria no se limita a las paredes del hospital o la clínica. Mucho más allá, toda una red de instituciones, centros especializados y organizaciones de apoyo colaboran para ofrecer a los pacientes una atención integral y holística. En este vasto ecosistema, la colaboración entre la enfermera y estas diferentes estructuras es esencial para garantizar la continuidad de los cuidados y una calidad de vida óptima para el paciente.

**Los centros de rehabilitación** desempeñan un papel fundamental, sobre todo para los pacientes que sufren afecciones reumáticas graves. Estos establecimientos están diseñados para ayudar a los pacientes a recuperar o mantener su autonomía funcional. Como coordinadora de cuidados, la enfermera trabaja en estrecha colaboración con estos centros. Se asegura de que la transición del paciente del hospital al centro sea fluida, de que la información médica se transmita correctamente y de que el seguimiento médico siga siendo coherente.

**Los centros especializados**, ya sean dedicados al tratamiento del dolor, a la fisioterapia o a otras formas de terapia, también son aliados esenciales. Las enfermeras deben estar familiarizadas con la gama de centros de su región para poder realizar las mejores derivaciones posibles. Este conocimiento también les permite asegurarse de que los servicios prestados por estos centros encajan armoniosamente en el plan general de cuidados.

Además, existen otras estructuras, a menudo menos formales, pero igual de importantes en el proceso de tratamiento. Puede tratarse de **asociaciones de pacientes**, grupos de apoyo o incluso talleres terapéuticos. Estas estructuras suelen ofrecer una ayuda inestimable a los pacientes para gestionar los aspectos psicosociales de su enfermedad. Las enfermeras, gracias a su papel central y al contacto directo con los pacientes, suelen ser las más indicadas para identificar la necesidad de este tipo de apoyo y poner a los pacientes en contacto con las estructuras adecuadas.

Por último, la colaboración no se limita a la coordinación. También es una oportunidad para que las enfermeras aprendan, compartan las mejores prácticas y se mantengan al día de los avances en este campo. Participar en talleres, seminarios o incluso jornadas de puertas abiertas organizadas por estos centros les permite enriquecer continuamente sus conocimientos.

En una época en la que la medicina es cada vez más especializada y la vía asistencial más compleja, la capacidad de la enfermera para navegar eficazmente entre estas diferentes estructuras, para establecer asociaciones sólidas y para colaborar sin fisuras es una baza importante. Es esta colaboración la que garantiza a los pacientes una atención integral, en la que se tienen en cuenta todos los aspectos de su salud y bienestar.

# Capítulo 22

# PERSPECTIVAS INTERNACIONALES

# Práctica de enfermería en reumatología en todo el mundo

La práctica de la enfermería, aunque conserva fundamentos universales, varía considerablemente de un país a otro, influida por la cultura, la economía, los sistemas sanitarios, la educación y la normativa profesional. La reumatología no es una excepción. Explorar la práctica de la enfermería reumatológica en todo el mundo no sólo nos ayuda a comprender estas variaciones, sino también a inspirarnos en las mejores prácticas internacionales.

**América del Norte:** En **Estados Unidos** y **Canadá, la** formación de enfermería está muy estructurada, con una serie de especializaciones, entre ellas la reumatología. Los cuidados se basan en gran medida en el modelo biopsicosocial, centrándose en el individuo como un todo. Las enfermeras especializadas en reumatología pueden recetar medicamentos en algunos estados o provincias y desempeñar un papel activo en la investigación clínica.

**Europa:** El **Reino Unido** es líder en la formación especializada de enfermeras reumatológicas. Las enfermeras desempeñan un papel central en la gestión de las enfermedades reumáticas, sobre todo en el seguimiento de los tratamientos biológicos. En **Escandinavia, se** hace hincapié en mejorar la calidad de vida de los pacientes mediante intervenciones basadas en pruebas, sobre todo en rehabilitación.

**África:** En muchos países africanos, la reumatología es una especialidad emergente. Los recursos suelen ser limitados, pero la necesidad de una gestión adecuada de las enfermedades reumáticas es cada vez mayor. Las enfermeras desempeñan un papel crucial en la educación y la prevención, sobre todo cuando se trata de enfermedades como la artritis juvenil.

**Asia:** En **China** y **la India, el tratamiento de** las enfermedades reumáticas suele combinar enfoques tradicionales y modernos. Las enfermeras están formadas en ambos paradigmas, lo que les permite proporcionar una atención holística. También son esenciales para sensibilizar a la población sobre las enfermedades reumáticas, que a menudo siguen siendo poco conocidas.

**América Latina:** Con el rápido crecimiento de las estructuras sanitarias, países como **Brasil** y **Argentina están** asistiendo a la aparición de prácticas de enfermería especializadas, incluida la reumatología. La sensibilización sobre las enfermedades reumáticas y la formación continua son cuestiones clave.

**Oceanía:** En **Australia** y **Nueva Zelanda**, las enfermeras especializadas en reumatología forman parte de equipos multidisciplinares y desempeñan un papel importante en los cuidados a largo plazo de los pacientes, sobre todo de las poblaciones indígenas.

Estas variaciones globales ponen de relieve la importancia de un intercambio internacional de la práctica enfermera. Ya sea a través de conferencias, asociaciones profesionales o programas de intercambio, es esencial que las enfermeras compartan sus conocimientos y experiencia para mejorar continuamente los cuidados de los pacientes con enfermedades reumáticas en todo el mundo.

# Intercambios y formación en el extranjero

La constante evolución del mundo médico exige que los profesionales sanitarios actualicen continuamente sus conocimientos. Para las enfermeras reumatológicas, la posibilidad de realizar intercambios y formación en el extranjero representa una oportunidad inestimable de enriquecer sus competencias, ampliar sus horizontes y compartir sus propias experiencias.

¿Por qué formarse en el extranjero?
El entorno médico varía mucho de un país a otro, influido por la cultura, el sistema sanitario, la investigación y los enfoques terapéuticos. Un intercambio o un curso de formación en el extranjero le permite :

**Adquirir nuevas habilidades:** Algunos países pueden tener enfoques innovadores o técnicas específicas que aún no se han adoptado en el país de origen de la enfermera.

**Descubrir nuevos contextos:** Comprender cómo se presta la asistencia sanitaria en diferentes culturas y sistemas puede aportar una nueva perspectiva a la práctica diaria.

**Promover el intercambio de conocimientos:** las enfermeras pueden compartir sus propias experiencias y mejores prácticas con sus colegas internacionales.

¿Cómo se organiza un intercambio o un curso de formación?

**Asociaciones profesionales:** Muchas asociaciones de enfermería ofrecen programas de intercambio y colaboraciones con otros países.

**Instituciones académicas:** Las universidades y escuelas de enfermería suelen ofrecer programas de estudios en el extranjero u oportunidades de prácticas internacionales.

**Becas y subvenciones:** Organizaciones como la OMS y otras fundaciones ofrecen financiación para cursos de formación o proyectos en el extranjero.

**Redes profesionales:** Colegas y mentores pueden ser excelentes fuentes de recomendaciones y contactos para organizar un intercambio.

Maximizar la experiencia

**Preparación cultural:** Antes de partir, es esencial familiarizarse con la cultura y las costumbres del país de acogida.

**Idioma:** Aunque el inglés suele ser el idioma médico universal, el conocimiento de la lengua local puede enriquecer la experiencia.

**Diario de reflexión:** Llevar un diario puede ayudar a resumir el aprendizaje y las observaciones, que luego pueden compartirse o utilizarse para la investigación.

**Mantenga la mente abierta:** Cada experiencia es única. Abordar el intercambio con una actitud de aprendizaje y apertura maximizará los beneficios.

Los intercambios y la formación en el extranjero pueden transformar la carrera de una enfermera reumatológica. Estas experiencias ofrecen una visión enriquecida de la medicina, nuevas habilidades y una mejor comprensión de la diversidad y la complejidad de la asistencia sanitaria mundial.

# Colaboraciones internacionales e iniciativas de salud global

El mundo de la medicina es vasto, complejo e interconectado. En un mundo globalizado, los retos sanitarios trascienden las fronteras nacionales, al igual que las soluciones. La reumatología, como disciplina médica, no es una excepción a esta realidad. Las colaboraciones internacionales y las iniciativas sanitarias mundiales desempeñan un papel fundamental en el avance de la reumatología, ya que ofrecen oportunidades sin precedentes para la investigación, la educación y la atención al paciente.

### La interdependencia de la salud mundial
Las enfermedades reumáticas son universales. Ya sea la artritis reumatoide en Europa o la gota en Asia, estas afecciones afectan a personas de todas las regiones y culturas. Esta ubicuidad subraya la importancia de un enfoque global: aprender de otros sistemas sanitarios, compartir conocimientos y crear sinergias para mejorar la atención a todos.

### Una rica colaboración internacional
La colaboración internacional es una piedra angular del progreso médico. Permite :

**Intercambio de conocimientos:** Cada país, con su propia investigación y experiencia clínica, tiene lecciones que compartir. Esta puesta en común permite optimizar los protocolos de tratamiento e introducir nuevas perspectivas.

**Acceso a recursos compartidos:** Algunos países pueden disponer de tecnologías o bases de datos inaccesibles en otros lugares, lo que hace que la colaboración sea crucial para determinados estudios o investigaciones.

**Estandarización de la asistencia:** la colaboración puede dar lugar a protocolos internacionales que garanticen una calidad asistencial homogénea, independientemente del lugar.

### Iniciativas de salud mundial
Más allá de las colaboraciones puntuales, están surgiendo grandes iniciativas de salud mundial con objetivos específicos. Ya sea la OMS lanzando una campaña para la atención de la artrosis en los países en desarrollo o las coaliciones internacionales para la investigación del lupus, estas iniciativas están teniendo un gran impacto. Movilizan

fondos, coordinan los esfuerzos de investigación y sensibilizan a la opinión pública sobre la importancia de las enfermedades reumáticas.

## Hacia un futuro de colaboración

En la era de la comunicación instantánea y la movilidad, las fronteras entre las naciones se están difuminando, al menos en lo que respecta a la medicina. Para los profesionales de la reumatología, esto significa una oportunidad única de aprender, compartir y colaborar. Estas colaboraciones e iniciativas no sólo son beneficiosas para los profesionales implicados, sino sobre todo para los pacientes de todo el mundo, que se benefician directamente de los avances logrados gracias a estos esfuerzos combinados.

En última instancia, la salud mundial y la colaboración internacional no son sólo una cuestión de medicina. Reflejan un deseo compartido de mirar más allá de las fronteras, de comprender que la humanidad está unida por retos comunes y que es juntos, aunando fuerzas, como encontraremos las soluciones más eficaces.

# Capítulo 23

# PREPARARSE PARA EL FUTURO: TENDENCIAS E INNOVACIONES

# Nuevas tecnologías en reumatología

La reumatología, al igual que otros campos de la medicina, está siendo testigo de una revolución tecnológica que está cambiando la forma de prestar asistencia y transformando el panorama de la investigación clínica. La introducción de nuevas tecnologías ha allanado el camino hacia un diagnóstico más preciso, un tratamiento personalizado y una mejor calidad de vida para los pacientes.

### Imagen avanzada

Los avances en el diagnóstico por imagen han beneficiado enormemente a la reumatología. Máquinas como la resonancia magnética de alta resolución y la ecografía musculoesquelética permiten una visualización más detallada de las articulaciones y los tejidos blandos, ayudando al diagnóstico precoz y al seguimiento de la enfermedad.

### Telemedicina

Con el auge de la telemedicina, las consultas virtuales se han convertido en una realidad para muchos pacientes reumáticos, sobre todo los que viven en zonas remotas. Esto facilita el acceso a los especialistas y garantiza un seguimiento regular sin necesidad de desplazamientos frecuentes.

### Aplicaciones y wearables

Han surgido numerosas aplicaciones móviles dedicadas a la reumatología. Éstas permiten a los pacientes hacer un seguimiento de sus síntomas, medicación y ejercicio. Los dispositivos wearables, como los smartwatches, pueden monitorizar la actividad física, el sueño y otros parámetros relevantes para los pacientes reumáticos.

### Terapia génica y medicina personalizada

La comprensión de la genética de las enfermedades reumáticas se ha desarrollado considerablemente. Se están estudiando terapias génicas dirigidas para tratar determinadas afecciones. La secuenciación genética permite adaptar los tratamientos al perfil genético individual del paciente.

### Realidad virtual

La realidad virtual ofrece oportunidades apasionantes, sobre todo en la rehabilitación. Los pacientes pueden utilizar auriculares de RV para seguir programas de ejercicios inmersivos, lo que facilita la rehabilitación y el tratamiento del dolor.

### Inteligencia artificial

La IA puede utilizarse para analizar bases de datos masivas, predecir brotes de enfermedades, recomendar tratamientos o ayudar al diagnóstico mediante el examen de imágenes médicas.

La reumatología se encuentra en los albores de una nueva era, marcada por la innovación tecnológica. Estos avances prometen no sólo mejorar la atención al paciente, sino también ofrecer nuevas respuestas a preguntas ancestrales. A medida que la tecnología sigue evolucionando a un ritmo vertiginoso, tanto los profesionales sanitarios como los pacientes están llamados a adaptarse y abrazar estos cambios, para una medicina reumatológica cada vez más precisa y personalizada.

# Investigación y evolución de los cuidados

A pesar de sus profundas raíces históricas, la reumatología es un campo en constante evolución. El creciente interés por las enfermedades reumáticas ha generado una investigación dinámica y una transformación radical en la atención al paciente. Esta búsqueda incesante de mejoras nos recuerda que la medicina, en su esencia, es una disciplina viva, adaptable y resistente.

### Del estetoscopio a la biotecnología
La historia de la reumatología nos muestra cómo hemos progresado desde las simples auscultaciones y observaciones clínicas hasta el uso de biotecnologías avanzadas. Hoy en día, gracias a la investigación, disponemos de medicamentos biológicos específicos capaces de actuar con precisión sobre los mecanismos patológicos de determinadas enfermedades.

### Ensayos clínicos: la luz al final del túnel
Los ensayos clínicos son la piedra angular del desarrollo de la atención sanitaria. Permiten evaluar la eficacia y la seguridad de las nuevas intervenciones. Los avances recientes, como los inhibidores JAK o los anticuerpos anti-IL-17, son fruto de décadas de rigurosos ensayos clínicos.

### El microbioma: una nueva frontera
La investigación sobre el microbioma intestinal ha revelado sorprendentes vínculos entre nuestras bacterias intestinales y las enfermedades reumáticas. Modular este microbioma podría algún día allanar el camino a tratamientos innovadores.

### El lugar del paciente en la investigación
La evolución de la asistencia sanitaria no sólo tiene que ver con los fármacos o las tecnologías, sino también con la forma en que los pacientes participan en su propio tratamiento. La era moderna reconoce la importancia de la perspectiva del paciente, incorporando su voz al diseño de los ensayos clínicos y a la evaluación de los resultados.

**Interdisciplinariedad: aunar fuerzas**

El tratamiento de las enfermedades reumáticas no depende únicamente del reumatólogo. Un enfoque multidisciplinar, que incluya fisioterapeutas, psicólogos, dietistas y otros, es esencial para una atención integral.

**Perspectivas de futuro**

Con los avances tecnológicos, el futuro de la reumatología parece brillante. La inteligencia artificial, la terapia génica e incluso la nanotecnología podrían revolucionar el diagnóstico y el tratamiento.

La investigación reumatológica es una aventura colectiva, un baile entre científicos, médicos, pacientes y sistemas sanitarios. Su objetivo es proporcionar mejores opciones terapéuticas, una mejor calidad de vida y un día, quizás, una cura. La evolución de la asistencia es testimonio de nuestra determinación por comprender mejor, tratar mejor y vivir mejor con las enfermedades reumáticas.

# Formación continua: la importancia formación de posgrado

En el ballet incesante de la medicina moderna, la evolución constante de los conocimientos y las técnicas exige a todo profesional sanitario una búsqueda incesante de la formación. Lejos de los bancos de la universidad, es sobre el terreno, en el corazón de la práctica diaria, donde las enfermeras de reumatología se enfrentan a casos complejos, innovaciones terapéuticas y situaciones éticas sin precedentes. Ante estos retos, la formación de posgrado no sólo sirve de brújula, sino también de linterna para iluminar el camino hacia la excelencia clínica.

## Una herramienta para adaptarse a la era moderna

Si bien la formación inicial dota a las enfermeras de las competencias fundamentales, es la formación de posgrado la que las prepara para los rápidos avances de la medicina. En una era en la que la biotecnología, la genómica y los enfoques personalizados están revolucionando los cuidados, mantenerse al día se está convirtiendo en una necesidad vital. A través de talleres, conferencias y simulaciones, esta formación continua le permite integrar nuevas prácticas, adoptar herramientas innovadoras y dominar protocolos recientes.

## Forjar vínculos dentro de la comunidad médica

La formación de posgrado es también una oportunidad para forjar y reforzar vínculos dentro de la comunidad médica. Los intercambios con compañeros, mentores o expertos de otras disciplinas enriquecen la práctica enfermera, creando una sinergia interprofesional que beneficia a los pacientes.

## Afirmarse como actor en el sistema sanitario

Más allá de la simple adquisición de competencias, la formación continua es un acto militante. Es una afirmación del papel central de las enfermeras como actores informados y responsables del sistema sanitario. A través de la formación continua, las enfermeras reivindican su lugar en la mesa de toma de decisiones, afirmando su experiencia y su deseo de trabajar por el bienestar de sus pacientes.

La importancia de la formación de posgrado radica en su capacidad para apoyar a las enfermeras en su desarrollo profesional, perfeccionar su juicio clínico y enriquecer su abanico de competencias. En el complejo y rápidamente cambiante mundo de la reumatología, representa un faro que guía a las enfermeras hacia una práctica cada vez más pertinente, empática y eficaz. En última instancia, el aprendizaje continuo significa abrazar plenamente la vocación más profunda de las enfermeras: la de cuidar, aprender y crecer, cada día, junto a aquellos a los que sirven.

# Capítulo 24

# CONCLUSIÓN

# Reflexión sobre la trayectoria profesional de la enfermera en reumatología

Cuando pensamos en la profesión de enfermería reumatológica, solemos pensar en los cuidados médicos, la atención prestada y las interacciones con los pacientes. Pero la carrera de estos profesionales sanitarios es mucho más rica y compleja de lo que parece, marcada por una mezcla única de ciencia, humanidad, retos y logros.
El nacimiento de una pasión

El camino hacia la reumatología no siempre es sencillo. Algunos se guían por la experiencia personal, por haber visto a alguien cercano sufrir una afección reumática. Otros se sienten atraídos por la complejidad de las enfermedades del sistema musculoesquelético y la posibilidad de marcar una verdadera diferencia en la vida de los pacientes. El descubrimiento de esta especialidad puede llegar durante una rotación clínica durante los estudios, o más tarde, tras varios años de práctica en otro campo.

## El aprendizaje en el centro de la práctica
El mundo de la reumatología evoluciona constantemente. Las enfermeras aprenden constantemente, ya sea a través de la formación reglada o del contacto con los pacientes. Cada paciente es una lección, un rompecabezas único con síntomas, experiencias y expectativas. Son estas interacciones las que refuerzan la pericia de las enfermeras, al tiempo que alimentan su compasión y humanidad.

## Retos multidimensionales
El papel de la enfermera reumatológica está plagado de retos. Más allá de los síntomas físicos, a menudo tienen que navegar por las tumultuosas aguas de las emociones de los pacientes, ayudando a gestionar el dolor crónico y

la ansiedad y depresión a menudo asociadas a él. Pero estos retos son también una fuente de crecimiento personal y profesional.

## Momentos de Gracia

Hay muchos momentos de logro. Ver a un paciente recuperar la movilidad, participar en el tratamiento del dolor o simplemente establecer una conexión humana durante una cita son todas pequeñas victorias. Estos momentos son poderosos recordatorios del impacto tangible que las enfermeras pueden tener en la vida de los pacientes.

## Hacia el futuro : Un papel en evolución

A medida que avanza la medicina, también lo hace el papel de la enfermera reumatológica. Con la llegada de la biotecnología, la inteligencia artificial y la telemedicina, las enfermeras están llamadas a adaptarse, aprender e integrar nuevas herramientas y métodos.

El viaje de la enfermera reumatológica es una aventura constantehecha , de retos, aprendizaje, relaciones humanas profundas y evolución. Es una ilustración perfecta de la fusión entre ciencia y humanidad, demostrando que en el corazón de la medicina moderna, son los vínculos humanos los que siguen siendo los más preciosos y los que más impacto tienen.

# Ánimo y perspectivas para las enfermeras principiantes

Adentrarse en la profesión de la enfermería reumatológica es un viaje apasionante en la encrucijada de la ciencia, la empatía y la dedicación. Para los novatos, el futuro ofrece tanto retos como oportunidades, pero con la mentalidad adecuada, cada obstáculo puede convertirse en una oportunidad de aprendizaje y crecimiento.

### El **valor de la experiencia inicial**
Las primeras etapas de la carrera de enfermería pueden ser a la vez desafiantes y abrumadoras. Cada día trae consigo nuevos descubrimientos, nuevas responsabilidades y situaciones inesperadas. Es en estos momentos cruciales cuando se forja el carácter. La experiencia, aunque a veces sea difícil, es la piedra angular de la competencia y la confianza.

### Aprender a través de los retos
La reumatología, con su amplia gama de enfermedades y síntomas, tiene una empinada curva de aprendizaje. Pero cada paciente, cada síntoma, cada interacción es una oportunidad para aprender más. Estos retos son en realidad oportunidades disfrazadas, momentos de aprendizaje que enriquecen la práctica profesional.

### Apoyo de la comunidad médica
Las enfermeras novatas nunca están solas. La comunidad médica, formada por colegas, mentores y especialistas, es un recurso valioso. Se les anima a hacer preguntas, buscar consejo y confiar en esta comunidad para navegar por las complejidades de la reumatología.

### Una era de innovación
Nunca antes la medicina había experimentado un periodo de innovación tan rápido. Constantemente surgen nuevas terapias, técnicas y tecnologías que ofrecen a las enfermeras nuevas formas de mejorar la vida de sus pacientes. Es un momento apasionante para incorporarse a este campo.

## La recompensa de marcar la diferencia

En el corazón de la profesión está el deseo de ayudar, cuidar y apoyar. La gratificación de ver a un paciente recuperarse, aliviar su dolor o simplemente proporcionarle un poco de consuelo en un día difícil no tiene parangón.

## Perspectivas de futuro

Con la constante evolución de la medicina, las enfermeras tienen ante sí un mundo de oportunidades. Ya sea a través de especializaciones adicionales, investigación, docencia o funciones de liderazgo, los horizontes son amplios.

A todas las enfermeras reumatológicas junior, mantengan viva su pasión, curiosidad y empatía. Cada paso, cada reto es un paso hacia un futuro prometedor, gratificante y profundamente satisfactorio. Habéis elegido un camino noble, y el viaje que os espera es uno de los más gratificantes que existen.

# Glosario de términos médicos

A

**Anamnesis**: Recogida del historial y los síntomas de un paciente, normalmente mediante una entrevista.

B

**Biopsia**: extracción de una pequeña muestra de tejido para su examen microscópico.

C

**Corticosteroides**: Medicamentos utilizados para reducir la inflamación.

D

**Displasia**: Anomalía en el desarrollo o maduración de las células.

E

**Eritema**: enrojecimiento de la piel causado por la dilatación de los capilares.

F

**Fibromialgia**: Enfermedad caracterizada por dolores musculares y puntos dolorosos.

G

**Gonartrosis**: artrosis de rodilla.

H

**Hematoma**: Acumulación de sangre en un tejido tras una hemorragia.

I

**Inflamación**: Reacción del organismo ante una agresión, caracterizada por enrojecimiento, calor, hinchazón y dolor.

J

**Janus quinasa (JAK):** Familia de enzimas implicadas en la señalización celular y a las que se dirigen ciertos fármacos antirreumáticos.

K

**Quiste**: Bolsa llena de líquido u otras sustancias en el organismo.

L

**Lupus eritematoso sistémico (LES):** Enfermedad autoinmune que afecta a varios órganos y sistemas.

M

**Miopatía:** Trastorno de los músculos, a menudo asociado a debilidad.

N

**Necrosis**: Muerte de los tejidos del organismo.

O

**Osteoporosis**: Reducción de la densidad ósea, lo que hace que los huesos sean más frágiles.

P

**Artritis reumatoide (AR):** Enfermedad inflamatoria crónica que afecta principalmente a las articulaciones.

Q

**Quiescencia**: Estado de reposo o inactividad, a menudo utilizado para describir la ausencia de actividad de la enfermedad.

R

**Reumatismo**: Término general para designar las afecciones dolorosas de las articulaciones y los tejidos musculoesqueléticos.

S

**Espondilitis anquilosante (EA):** Enfermedad inflamatoria crónica que afecta principalmente a la columna vertebral.

T

**Tendinitis**: Inflamación de un tendón.

U

**Ecografía**: técnica de diagnóstico por imagen que utiliza ondas sonoras para visualizar estructuras internas.

V

**Vasculitis**: Inflamación de las paredes de los vasos sanguíneos.

W

**Widal**: Prueba de diagnóstico de la fiebre tifoidea.

X

**Xerostomía**: boca seca.

Y

**Yoga**: Práctica que combina posturas, respiración y meditación, utilizada a menudo como terapia complementaria en reumatología.

Z

**Herpes** zóster: Infección vírica causada por el virus varicela-zóster, caracterizada por una erupción dolorosa.

Éste es sólo un ejemplo de glosario y dista mucho de ser exhaustivo. En reumatología y en el ámbito médico en general se utilizan muchos otros términos médicos.

# Otras lecturas y recursos

Libros:

**"Secretos de reumatología"** de Sterling West - Este libro ofrece un enfoque de preguntas y respuestas sobre los aspectos esenciales de la reumatología.

**"Kelley and Firestein's Textbook of Rheumatology"** de Gary S. Firestein et al - Una completa guía de reumatología, ampliamente reconocida en la comunidad médica.

**"Oxford Handbook of Rheumatology"**, de Alan Hakim, Gavin Clunie e Inam Haq - Un recurso práctico para médicos en movimiento.

Periódicos y revistas:

**"Arthritis & Rheumatology"** - Revista mensual con artículos de investigación, estudios de casos y revisiones de los últimos avances en reumatología.

**" Reumatología Internacional** - Publica artículos sobre el diagnóstico, el tratamiento y la gestión de las enfermedades reumáticas.

Organizaciones profesionales:

**Colegio Americano de Reumatología (ACR)** - Ofrece recursos para profesionales, así como información para el público en general.

**Liga Europea contra el Reumatismo (EULAR)** - Ofrece recomendaciones, directrices y recursos de formación para profesionales sanitarios en Europa.

Páginas web:

**RheumaKnowledgy** - Una plataforma en línea para la educación y la formación en reumatología.

**Rheumatology.org (página web del ACR) -** Ofrece recursos educativos, noticias e información sobre próximos eventos.

Aplicaciones móviles:

**Rheum Toolbox -** Una aplicación para médicos y estudiantes de medicina que contiene calculadoras, criterios de diagnóstico y herramientas de gestión.

Podcasts y seminarios web:

**"The Rheumatology Podcast"** - Debates sobre tendencias actuales, retos y avances en reumatología.

**Seminarios web del CAC** - Sesiones educativas sobre diversos temas de reumatología.

Conferencias y cursos de formación:

**Reunión anual de reumatología - Una** conferencia anual que ofrece sesiones educativas, talleres y presentaciones sobre investigaciones recientes.

Recursos para los pacientes:

**Arthritis Foundation** - Proporciona información, recursos y apoyo a las personas con artritis y otras enfermedades reumáticas.

Los profesionales sanitarios y los estudiantes de medicina interesados en la reumatología pueden explorar estos recursos para ampliar sus conocimientos, mantenerse al día de las últimas investigaciones y avances y proporcionar una atención de calidad a sus pacientes.

Libros :

**"Reumatología clínica"** de Alain Saraux y Valérie Devauchelle-Pensec - Una guía clínica que ofrece una visión general de las patologías reumatológicas.

**"Reumatología para el profesional"** de Frédéric Lioté - Un libro centrado en casos prácticos, ideal para la formación continua de los profesionales sanitarios.

**"Traité de Rhumatologie"** de André Kahan y Olivier Meyer - Un recurso exhaustivo sobre reumatología, reconocido en todo el mundo francófono.

Periódicos y revistas :

**"Revue du Rhumatisme"** - Revista mensual con artículos de investigación, revisiones temáticas y actualizaciones sobre reumatología.

**"Rhumatologie Pratique"** - Revista centrada en los aspectos prácticos del tratamiento de las enfermedades reumatológicas.

Organizaciones profesionales :

**Société Française de Rhumatologie (SFR)** - Ofrece recursos, recomendaciones y formación para reumatólogos francófonos.

Páginas web :

**Rhumatologie-en-pratique.com** - Plataforma que ofrece noticias, archivos temáticos y recursos educativos en reumatología.

**Página web de la SFR** - Ofrece información sobre conferencias, noticias científicas y recursos para profesionales.

Aplicaciones móviles :

**ToolRhumato** - Una aplicación para profesionales de la reumatología con herramientas de ayuda a la toma de decisiones, puntuaciones y criterios de diagnóstico.

Podcasts y seminarios web :

**"Hablemos de reumatología"** - Una serie de podcasts en los que se analizan los diferentes aspectos y retos de la reumatología moderna.

**Seminarios web de la SFR** - Sesiones educativas sobre diversos temas relacionados con la reumatología.

Conferencias y formación :

**Congrès Français de Rhumatologie - Una** conferencia anual que reúne a expertos y profesionales para debatir los avances en reumatología.

Recursos para pacientes :

**Association Française de Lutte Anti-Rhumatismale (AFLAR)** - Proporciona información, recursos y apoyo a los pacientes que padecen enfermedades reumatológicas.

Los profesionales sanitarios francófonos pueden explorar estos recursos para ampliar sus conocimientos, mantenerse al día de las últimas investigaciones y avances y ofrecer a sus pacientes una atención óptima.

# Herramientas de evaluación y rejillas de observación

La reumatología, como muchas otras especialidades médicas, se basa en una serie de herramientas de evaluación y tablas de observación para ayudar tanto al diagnóstico como al seguimiento de las patologías. Estas herramientas son esenciales para una evaluación objetiva, estandarizada y repetible de los pacientes.

Escalas de evaluación del dolor :

**Escala visual analógica ( EVA)**: Permite a los pacientes indicar su nivel de dolor en una línea de 10 cm.

**Escala numérica (EN)**: Los pacientes valoran su dolor en una escala de 0 (ausencia de dolor) a 10 (máximo dolor imaginable).

**Cuestionario del dolor de McGill**: un método más detallado para evaluar la calidad y la intensidad del dolor.

Herramientas de evaluación funcional :

**Cuestionario de evaluación de la salud (HAQ)**: Evalúa la capacidad del paciente para llevar a cabo sus actividades cotidianas.

**Índice de capacidad funcional de Steinbrocker**: clasifica a los pacientes según su capacidad para realizar actividades.

Escalas de evaluación específicas :

**DAS28 (Puntuación de la actividad de la enfermedad 28)**: Utilizado principalmente para la artritis reumatoide, evalúa la actividad de la enfermedad teniendo en cuenta el número de articulaciones inflamadas y sensibles, así como determinados marcadores sanguíneos.

**BASDAI (Índice de actividad de la enfermedad de la espondilitis anquilosante**

**de Bath)**: Evalúa la actividad de la espondilitis anquilosante basándose en la fatiga, el dolor axial, el dolor periférico, etc.

Rejillas de observación conjunta :

**Examen de las articulaciones**: Evaluación de la movilidad, sensibilidad, calor, hinchazón y presencia de derrame.

Cuadrículas de evaluación de la calidad de vida :

**SF-36 (Short Form Health Survey):** Cuestionario general de calidad de vida.

**ASQoL (Calidad de vida en la espondilitis anquilosante)**: Cuestionario específico para pacientes con espondilitis anquilosante.

Herramientas de evaluación psicológica :

HADS ( Escala hospitalaria de ansiedad y depresión): Se utiliza para evaluar el nivel de ansiedad y depresión de un paciente.

Herramientas de evaluación de la educación terapéutica :

**Prueba de conocimiento de la enfermedad**: evalúa el nivel de conocimiento del paciente sobre su enfermedad, los tratamientos disponibles, etc.

El uso adecuado de estas herramientas y rejillas de observación permite objetivar los síntomas, controlar la progresión de la enfermedad, ajustar los tratamientos y garantizar una atención óptima al paciente. Para los profesionales sanitarios, el dominio de estas herramientas es esencial y requiere una formación regular.